AF493983

RECHERCHES

SUR

LES MALADIES

QUI AFFECTENT LES ORGANES

DE LA VOIX HUMAINE.

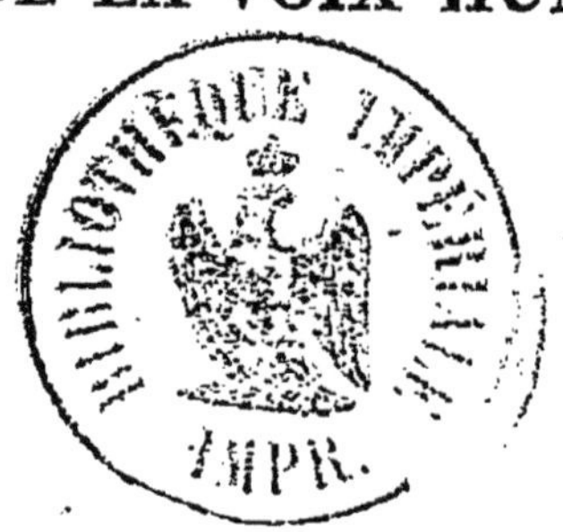

IMPRIMERIE DE HENRI DUPUY,
Rue de la Monnaie, n. 11.

RECHERCHES

SUR

LES MALADIES

QUI AFFECTENT LES ORGANES

DE LA VOIX HUMAINE,

LUES A L'ACADÉMIE ROYALE DES SCIENCES,

ET COURONNÉES

par la Société des sciences physiques et chimiques de Paris;

PAR F. BENNATI,

Docteur en Médecine et en Chirurgie des Facultés de Vienne, Padoue et Pavie; associé de la Société royale de Médecine et de Chirurgie d'Édinbourg; membre de la Société des Sciences physiques et chimiques de Paris; membre correspondant de l'Académie royale des Sciences de Rouen, de la Société linnéenne de Bordeaux, etc.

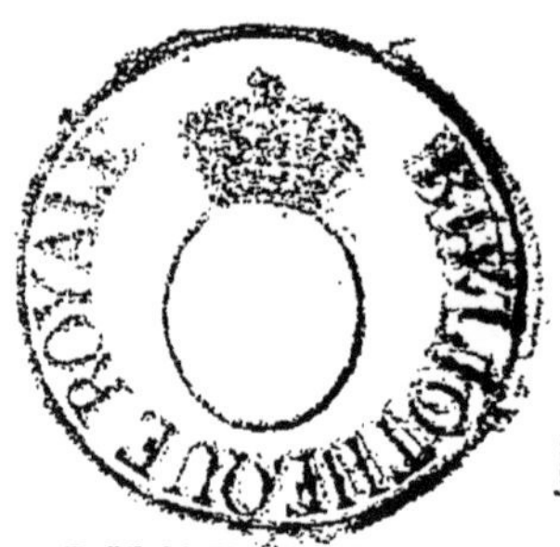

PARIS

CHEZ J.-B. BAILLIÈRE, LIBRAIRE,

PLACE DE L'ÉCOLE DE MÉDECINE;

ET CHEZ L'AUTEUR, RUE TAITBOUT, N. 18.

1832

AVANT-PROPOS.

En publiant les résultats de mes *Recherches sur le mécanisme de la voix humaine* *, j'ai annoncé l'intention de faire paraître un second travail dans lequel je traiterais de quelques maladies

* *Recherches sur le mécanisme de la voix humaine*, 1 v. in-8, avec planches. Chez Baillière, libraire, place de l'Ecole-de-Médecine ; prix : 3 fr. 50 c.

qui affectent particulièrement l'organe de la voix.

J'ai lu depuis à l'Académie royale des Sciences, le 25 décembre 1830, un Mémoire sur cet objet. Encouragé par le rapport de MM. Boyer et Magendie, commissaires de l'Académie, j'ai donné à mes recherches une extension plus grande. Je crois être arrivé à offrir des observations concluantes pour le traitement de ces maladies, observations que j'ai consignées dans un second Mémoire, lu à l'Institut, et présenté pour concourir au prix Monthyon. Le présent ouvrage n'est à proprement parler que la reproduction de ces deux Mémoires, auxquels j'ai joint plusieurs observations, des planches représentant des faits pathologiques, et les instrumens propres à la médication des organes de la voix.

Ayant eu occasion de faire, avec M. le baron Dupuytren, quelques expériences sur un cas de fistule *pharingo-laryngienne*, qui s'est présenté à l'Hôtel-Dieu, j'ai cru devoir consigner ici les résultats de ces expériences.

Puissent mes observations et la théorie que j'en ai déduite, conduire à des applications utiles et contribuer à reculer les bornes de nos connaissances dans cette branche spéciale de la médecine! Alors j'aurai obtenu le seul succès que j'ambitionne et la récompense à laquelle j'attache le plus de prix.

MÉMOIRE

SUR

QUELQUES MALADIES DU GOSIER,

QUI AFFECTENT L'ORGANE DE LA VOIX.

Après m'être livré aux recherches physiologiques qui m'ont conduit à l'établissement d'une théorie positive sur le mécanisme de la voix humaine pendant le chant, il était naturel de passer à l'examen des faits pathologiques qui pouvaient venir à l'appui de ma démonstration. J'avais fait, dans ce but, plusieurs observations intéressantes, lorsque j'eus l'honneur de soumettre à l'Académie des Sciences le Mémoire dans lequel se trouvent exposées, avec leurs preuves et leurs conséquences, les idées que je m'étais formées de ce mécanisme. Depuis, le Rapport dans lequel mon travail est jugé avec tant de bienveillance, m'ayant assigné, aux yeux du public, une sorte de spécialité, les occasions de compléter mes études, sous le point de vue pathologique, ont été plus fréquentes; des cas singuliers se sont présentés, et j'ai été à même de vérifier quel traitement est préférable pour certaines maladies du gosier, et s'il est quelque moyen de guérir des maladies très-anciennes et rebelles aux traitemens ordinaires. Celles qui ont été principalement l'objet de mon attention, sont :

1°. *Le gonflement des amygdales;*

2°. *La difficulté du mouvement de tous les muscles dont se compose l'isthme du gosier;*

3°. *Le prolongement organique de la luette.*

Je ne parlerai pas ici des diverses méthodes d'opérer; toutes ont leurs inconvéniens plus ou moins graves. L'expérience des praticiens les plus renommés, et la mienne propre, m'ont convaincu, par exemple, que l'extirpation partielle ou totale des amygdales peut causer une hémorragie à laquelle il est parfois difficile de remédier; des quintes de toux, l'évanouissement, les spasmes, la suffocation, sont les accidens qui l'accompagnent.

Quant à l'excision de la luette, elle ne laisse pas non plus d'avoir ses difficultés; on sait qu'on ne peut la saisir sans quelque peine, et sans occasioner une douleur plus ou moins vive, et que, lorsqu'une fois on l'a saisie, il n'est pas aisé d'empêcher qu'elle ne s'échappe. Enfin, l'extirpation des amygdales, comme l'excision de la luette, qu'on l'effectue sur des chanteurs ou sur des comédiens, n'est presque jamais couronnée d'un résultat tout-à-fait satisfaisant. Dans les cas les plus favorables, la partie attaquée par l'ablation contracte une irritabilité telle que le moindre changement dans la température, en chaud ou en froid, une déclamation quelque peu forcée, et notamment le chant continu, suffisent pour occasioner des angines que j'ai vu très-souvent se communiquer à la plèvre et aux poumons.

Ce sont là des suites si fâcheuses et si ordinaires de l'opération, que j'ai dû essayer s'il n'y aurait pas quelque avantage à la remplacer par un traitement méthodique. Or, voici ce que j'ai remarqué.

S'agit-il du gonflement des amygdales? Si cette maladie n'est qu'accidentelle, comme cela peut avoir lieu après un rhume, et qu'il n'y ait ni fièvre, ni empêchement de respirer, ce qui rendrait l'extirpation ou tout au moins des scarifications indispensables, il est rare qu'elle ne cède pas en très-peu de jours au traitement antiphlogistique et sudorifique; mais il n'en est pas ainsi lorsqu'elle résulte d'une dyscrasie scrofuleuse, comme cela se voit trop souvent. Alors, le traitement antiphlogistique, et j'ai eu mainte occasion d'en acquérir la preuve, devient non-seulement inutile, mais encore dangereux, tandis qu'au contraire les remèdes antiscrofuleux, et particulièrement l'iode, auquel je joins plus tard l'usage des bains salés, ou mieux encore des bains d'eau de mer, sont de l'efficacité la plus prompte.

Parmi les préparations d'iode que j'ai cru devoir employer récemment, les eaux minérales iodurées selon les formules de MM. Lugol et Magendie sont celles dont j'ai obtenu les meilleurs effets. Je complète le traitement général par l'addition d'un gargarisme fait avec une livre d'eau distillée, contenant quatre grains d'iode pur, et plus tard par l'usage d'un gargarisme astringent composé d'une livre de tisane d'orge tenant en solution du sursulfate d'alumine et de potasse (alun), que je renforce graduellement depuis un gros jusqu'à une once, et quelquefois davantage, en y mêlant une once de sirop diacode. Si, après ce traitement, quelques inégalités plus ou moins saillantes des amygdales empêchent de donner au tuyau vocal la forme nécessaire pour la modulation des sons, je les détruis alors au moyen du nitrate d'argent. Ce traitement m'a constamment réussi; il n'a point le désavantage d'affaiblir ou de rendre irritables les parties cautérisées : loin de là, il les renforce et favorise leurs mouvemens; ceci est un fait d'une évidence frappante, surtout chez les chanteurs dont la voix, d'abord très-sensiblement améliorée dans son timbre par le seul usage des gargarismes, en acquiert presque toujours deux ou trois notes de plus que la portée ordinaire. (*V. les Observations.*)

Lorsque les muscles dont se compose l'isthme du gosier, se meuvent difficilement, il est essentiel d'examiner à quelle cause tient ce défaut de mouvement; provient-il d'un affaiblissement des premières voies, et particulièrement de l'estomac? Il est bon alors de prescrire les toniques, tels que les teintures aqueuses amères, en terminant par une légère dose de sulfate de quinine. J'ai trouvé que dans certains cas la cinchonine est préférable. Je complète le traitement par les bains d'eau salée, ou mieux encore par ceux d'eau de mer quand la localité le permet.

Si la difficulté de mouvement dépend d'une atonie des nerfs qui se distribuent aux muscles du sommet du gosier, c'est-à-dire si elle résulte d'une parésie de ses muscles, j'ai recours d'abord aux gargarismes astringens, ensuite à l'insufflation de l'alun, d'après la méthode de M. Bretonneau, aux révulsifs, entre autres au moxa, et quelquefois aux douches dans la région du cou et sur la colonne vertébrale. Il est, je crois, bien peu de cas où l'emploi de ces moyens ne soit pas couronné d'un entier succès; l'insufflation de l'alun surtout a les résultats les plus prompts et les plus remarquables.

De cette manière j'ai rendu la voix à une personne qui, depuis plus de six mois, était réduite à ne parler qu'aphoniquement, et sur laquelle on avait fait en vain l'expérience des moyens étrangers à ceux que je viens d'énumérer.

Il me reste maintenant à dire comment j'ai cru pouvoir remédier au prolongement organique de la luette. Ce prolongement, ne fût-ce que par la sensation désagréable qu'il produit en provoquant une envie continuelle d'avaler, serait déjà une incommodité des plus grandes, mais il gêne aussi dans la modulation des sons, dans l'acte de la parole, et plus encore quand cet acte est successif, comme dans la lecture, le débit oratoire et le chant qu'il rend impossible. L'irritation que la pointe de la luette cause à la base de la langue, la qualité de la salive qui vient d'être sécrétée, la difficulté pour le palato-staphilin de se contracter, lorsque le prolongement de la luette, au lieu d'être momentané, dépend d'une disposition organique du muscle qui la constitue, amènent le dessèchement du gosier et souvent une telle altération du timbre de la voix, que si l'on persiste à vouloir parler, les efforts se terminent par une aphonie complète.

Il n'était pas venu à ma connaissance que l'application du caustique, pour réduire dans ce cas la luette à une juste proportion, eût déjà été tentée; il me parut pourtant qu'elle serait en tous points préférable à l'opération, et je m'occupai dès-lors de trouver les moyens de l'effectuer aisément et sans danger. Voici comment je m'y prenais : après avoir habitué le malade à bien ouvrir la bouche et à abaisser la base de la langue, afin de rendre la luette plus visible, j'introduisais une petite cuillère, et je faisais faire une brusque expiration de manière à faire sauter la luette sur la cuillère; une fois qu'elle y était reposée, je priais le malade de garder cette position durant quelques minutes pour me donner le temps d'appliquer le caustique. De cette manière, je parvenais à cautériser l'extrémité de la luette ainsi que sa partie antérieure, mais la partie postérieure restait inaccessible au nitrate d'argent. Le procédé était à la fois long et difficile; la mobilité involontaire de la base de la langue toujours prête à se relever, la difficulté de tenir la bouche suffisamment ouverte et long-temps étaient autant d'obstacles d'où résultait parfois l'impossibilité de porter le caustique et de le maintenir sur la place que je voulais brûler, sans offenser les parties environnantes. La cautérisation devenait si pénible pour le malade, exigeait tant de précautions de la part du médecin, que je dus aviser au moyen d'atteindre le but plus commodément, et surtout d'une façon plus complète. Il me sembla qu'un instrument pourrait seul remplir mes intentions à cet égard. Après diverses tentatives, je fus assez heureux pour parvenir à faire un modèle qui me paraît réaliser les principales conditions de son emploi. Cet instrument, qu'on pourrait nommer *staphilo-pyrophore*, ou *porte-caustique double*, est sans doute susceptible de plus d'un perfectionnement; tel qu'il est je le soumets cependant à l'Académie pour qu'elle daigne l'examiner, et m'aider de ses conseils, que je m'empresserai toujours de mettre à profit.

La pièce principale du porte-caustique double est un cylindre métallique, planche 2, fig. 4, où sont contenues et rassemblées toutes les parties qui déterminent le jeu de l'appareil. A l'une des extrémités de ce cylindre est extérieurement adaptée une sorte de cuillère *F* destinée à recevoir le nitrate d'argent pour cautériser la partie postérieure et inférieure de la luette. Le nitrate posé au fond de cette cuillère se couvre et découvre à volonté au moyen d'une règle plate et mince, qui s'élargit du bout en forme de spatule ; cette règle va et vient en glissant dans la moitié inférieure du cylindre. La cuillère est fixe, mais elle peut varier de dimension suivant qu'il est nécessaire ; il s'agit alors de la dévisser et de la remplacer par une cuillère ou plus grande ou plus petite. Dans le principe j'avais imaginé de faire maintenir la luette par une pince dont les deux branches s'élevaient latéralement au-dessus de la cuillère; mais ayant reconnu depuis que cette pince, loin d'empêcher la luette de vaciller, la stimulait au contraire à s'échapper ; comme mon but n'était que de la garder en place et non de la saisir, je me suis borné à exhausser latéralement la cuillère, en modelant l'exhaussement sur la forme de la luette. Dans la cavité supérieure interne du cylindre est pratiquée une espèce de cannelure dans laquelle joue une tringle (fig. 3) armée du second porte-caustique, assez semblable à un porte-crayon. Ce dernier sert à brûler le bout et le devant de la luette. Toutes les parties de l'instrument qui touchent ou contiennent le nitrate d'argent sont en platine, elles peuvent également être en argent pur. Le premier porte-caustique ou la cuillère se découvre lorsqu'il est en position convenable, et que la luette repose sur la cuillère, en imprimant à la règle terminée par la spatule un mouvement de retrait. A cet effet on passe le pouce de la main droite dans l'anneau qui tient à cette règle, et on le tire d'avant en arrière, tandis que, pour tenir l'instrument en place et l'empêcher de vaciller, les extrémités de l'index et du médius de la même main sont passées dans deux anneaux opposés verticalement et soudés extérieurement au corps du cylindre. Le second porte-caustique se meut aussi au moyen d'un anneau et du pouce de la main gauche; mais cette fois le mouvement se donne d'arrière en avant. Une vis de pression placée vers le milieu du cylindre, et en dessous, sert à donner plus ou moins de jeu à chacune des parties de l'instrument.

Des degrés *LL* tracés sur le côté de l'instrument servent à indiquer à chaque fois la quantité de caustique qui est en contact avec la partie qu'on veut cautériser. Pour porter le nitrate d'argent plus facilement tant sur la luette que sur les amygdales, je me sers ou de mon abaisse-langue ordinaire ou de la simple et ingénieuse machine de M. Charrière; celle-ci remplit la double fonction de donner à la bouche le degré d'ouverture convenable, et d'empêcher les mouvemens de la machine inférieure sans qu'il soit besoin de la maintenir : pour éviter la saveur galvanique provenant du contact de l'acier, j'ai fait les abaisse-langues d'ivoire ou d'argent.

La cautérisation, pratiquée à l'aide de cet appareil, ne cause ni douleurs, ni nausées, ni aucune autre espèce d'incommodité; seulement elle laisse après elle un goût amer qui se dissipe promptement au moyen d'un gargarisme d'eau d'orge, tenant en solution quelques gouttes de teinture alcoolique de cannelle.

L'escarre tombe ordinairement dès le second jour; le quatrième ou le cinquième jour au plus tard on réitère l'application du caustique, et l'on continue en observant les mêmes intervalles jusqu'à ce que la luette soit réduite à sa forme naturelle.

La cautérisation terminée, on s'aperçoit que la faculté contractile du palato-staphilin, loin d'être diminuée, a été au contraire singulièrement augmentée, et cela se conçoit parfaitement, lorsqu'on réfléchit que la touche du caustique a dû faire prendre au muscle qui constitue la luette l'habitude de se contracter. Voilà sans doute pourquoi après la cautérisation la voix, notamment chez les chanteurs et orateurs, gagne sous le rapport du timbre en même temps qu'elle acquiert plus de sonoréité. Je pourrais à ce sujet citer plusieurs faits assez curieux ; le suivant mérite peut-être de fixer l'attention de l'Académie. M. D..., avocat à la Cour royale de Paris, avait à peine parlé un quart-d'heure que sa voix changeait de timbre ; son gosier se desséchant, et sa salive venant à s'altérer, particulièrement dans sa qualité, il était saisi d'une toux convulsive et d'une continuelle nécessité de cracher. M. D..., se voyant obligé de renoncer à plaider, consulta plusieurs médecins qui tous s'accordèrent à reconnaître que sa maladie était une faiblesse du gosier et des organes de la parole. On lui prescrivit un traitement qu'il suivit ; n'en ayant obtenu aucun soulagement, il vint me consulter.

J'examinai attentivement la partie supérieure du tuyau vocal, et je ne tardai pas à découvrir que la luette, dont je reproduis la configuration dans la Pl. II, fig. 1, excédait presque le triple de la longueur ordinaire. Frappé de cette circonstance, je n'hésitai pas à la regarder comme la cause de l'incommodité dont se plaignait M. D.... ; je lui proposai, en conséquence, de retrancher la portion la plus mince de la luette, et de la réduire ensuite à sa forme naturelle en employant le caustique. M. D...., qui craignait de se soumettre à une opération, me demanda s'il ne serait pas possible d'arriver au même résultat en me bornant au seul usage du caustique. Je ne lui dissimulai pas que ce traitement serait le plus long, mais je lui annonçai en même temps que je croyais pouvoir le tenter avec succès. Je commençai donc à porter le nitrate d'argent sur la luette, et au bout de neuf applications j'eus la satisfaction de voir que j'avais pleinement réussi. La luette était débarrassée de l'excédant qui la rendait gênante, elle avait pris la forme représentée par la Pl. II, fig. 2, l'irritation du gosier avait cessé, la voix n'était plus nasillarde comme auparavant, et elle avait acquis plus de timbre.

J'ai observé les mêmes résultats chez quelques chanteurs.

La cautérisation de la luette produit presque toujours chez eux une augmentation très-sensible des notes surlaryngiennes et de leur sonoréité. Elle a en outre, sur l'excision, l'avantage de ne laisser ni aspérités, ni irritabilité, et de ne pas rendre plus sujet aux rhumes, puisque, au lieu d'affaiblir, elle ajoute à la force.

Je pourrais donner plus d'étendue à l'exposé des motifs qui ont décidé la préférence que j'accorde à la cautérisation, mais je craindrais d'abuser des momens de l'Académie; ce qui m'importait, c'était de lui faire le premier hommage de mes observations et de mon travail. Elle a maintenant mon instrument sous les yeux, elle le jugera; qu'elle prononce sur son utilité, et son opinion, quelle qu'elle soit, deviendra pour moi un encouragement à de nouveaux efforts.

N. B. L'opinion favorable de l'Académie sur le travail que nous venons d'exposer se trouve consignée dans le rapport qui précède le Mémoire; nous allons passer maintenant aux observations qui en sont le complément.

OBSERVATIONS.

1re OBSERVATION.

Madame la marquise de R..... fut atteinte, le 16 février 1830, d'un refroidissement qui produisit en même temps un rhume de cerveau et un grand mal de gorge accompagné d'une toux qu'elle retenait avec effort. Elle avait un peu de fièvre et des sueurs qu'elle négligea; elle était plusieurs fois en nage quoiqu'il fît un froid très-vif. Madame de R..... avait de l'enrouement, surtout le soir, le mal de gorge était permanent, soit qu'elle gardât le silence ou qu'elle parlât. Bientôt le rhume de cerveau et l'envie de tousser disparurent pour ne laisser qu'un violent mal de gorge. Alors elle prit le parti de se priver de parler.

Après environ quinze jours elle souffrait beaucoup plus en parlant, même à voix basse, mais elle avait encore sa voix assez bien timbrée quand elle voulait s'en servir. Peu à peu le son diminua en laissant l'impression d'une écorchure qui était encore plus sensible pendant la respiration.

Elle éprouvait, particulièrement après son dîner, une crise de souffrance très-vive, mêlée d'un agacement nerveux qui lui donnait le besoin d'avaler continuellement. En avançant dans la belle saison elle fut un peu soulagée de ses souffrances, surtout dans les temps lourds et orageux, mais l'aphonie persista. Vers la fin d'août, son mal avait beaucoup diminué, l'air vif ne lui était plus insupportable ; en gardant le silence elle ne souffrait pas ; dans son lit toute douleur disparaissait ; la moindre transpiration lui faisait éprouver un vrai soulagement.

Madame de R..... resta dans cet état aphonique, mais non douloureux, jusqu'au froid ; alors la douleur se fit sentir plus fortement et parvint à une telle augmentation qu'il lui fut impossible de parler, même à voix basse; et comme le silence d'une journée lui était d'un grand soulagement, les médecins appelés auprès d'elle s'accordèrent en conséquence à le lui recommander.

La première médication que madame de R..... employa fut un gargarisme de lait et d'eau d'orge. D'après ce qu'elle dit, le gargarisme fut agité très-brusquement et lui fit cracher beaucoup de filets de sang. On lui prescrivit des pédiluves et des maniluves tièdes qui la soulagèrent un moment; des sangsues furent appliquées au col. Madame de R..... éprouva du mieux pendant deux jours. On lui ordonna des bains tièdes, mais sans aucun effet; plus tard des douches locales, des vapeurs émollientes augmentèrent le mal. Après quelques jours de repos on prescrivit un emplâtre de poix de Bourgogne à la nuque, qui produisit un érysipèle dans le dos et causa de l'insomnie et de l'irritation. Le lait d'ânesse, celui de vache, qu'on ordonna ensuite affaiblirent l'estomac. Au mois de juin M. le docteur Koreff essaya sans succès la méthode homéopathique.

L'inefficacité des traitemens qu'on avait jusqu'alors employés détermina les médecins à faire partir madame de R...... pour la campagne. Le silence absolu et le grand air, joint à un régime doux et à l'usage du lait pour ses repas, améliorèrent l'état général de sa santé, sans exercer aucune influence sur l'état d'aphonie.

A l'approche de l'automne, vers le 15 septembre, le mal de gorge ayant repris de l'intensité, on ordonna à madame de R..... l'application de quelques sangsues aux cuisses, ce qui occasiona un érysipèle local. Un vésicatoire à la nuque causa ensuite une fluxion aux dents; le vésicatoire fut changé de place, on le mit au bras; mais comme on n'en obtint aucun heureux résultat, Mme de R... se décida à abandonner tout remède. On lui conseilla le silence absolu, et elle ne communiqua plus avec sa famille que par écrit et par signes.

Ce fut dans cet état, et quelques mois après, que madame de R..... me fit l'honneur de me consulter. L'inspection du gosier ne présentait absolument rien d'inflammatoire, la membrane muqueuse qui tapisse le gosier était pâle, et les mouvemens des muscles de cette partie, pendant l'émission de la voix, se faisaient assez difficilement et imparfaitement; la déglutition s'opérait avec quelque douleur, l'aphonie était complète. Mme de R.... éprouvait des souffrances très-vives en s'efforçant de parler à voix basse; le larynx, exploré extérieurement et dans ses différens mouvemens d'abaissement et de haussement, ne présentait rien d'anormal, d'ailleurs il n'existait pas de toux, les bronches et les poumons étaient parfaitement sains; seulement, après dîner, madame de R..... ressentait une vive douleur à la gorge, ce qui lui causait de la toux et ensuite quelques crachats légèrement mêlés de sang. Au reste les autres fonctions s'exerçaient toutes dans l'état naturel.

L'ensemble de ces symptômes, joint à l'historique de la maladie de madame de R...., me fit envisager son affection comme une atonie des organes modificateurs de la voix, compliquée d'un relâchement de la membrane muqueuse qui tapisse le gosier et le pharynx. Je crus alors devoir conseiller à Mme de R.... un traitement et un régime opposés à ce qu'elle avait fait jusqu'à ce jour. Tout en me témoignant sa reconnaissance pour la manière minutieuse avec laquelle j'avais examiné sa maladie, ainsi que pour les moyens que je proposais, Mme de R.... m'avoua qu'elle était trop fatiguée des remèdes, qu'elle n'avait aucune confiance dans ma méthode, et qu'elle me tromperait si elle me promettait de la suivre. Cependant, huit jours après cette assertion, elle me fit de nouveau appeler en me priant d'avoir une consultation avec M. Jadiou, son médecin ordinaire, qui, d'après l'idée que je m'étais faite de la maladie de Mme de R....., voulut bien consentir au traitement que j'avais proposé pour elle huit jours auparavant. Ce traitement consistait :

1° Dans un gargarisme fait avec une livre d'eau d'orge, un gros de sulfate d'alumine et une once de sirop diacode.

2° Des frictions à la région cervicale antérieure, faites avec la mixture suivante :

Extrait de belladone..	12 grains.
Esprit de vin camphré.	3 onces.

Mêlez ensemble pour frotter plusieurs fois par jour la région antérieure du cou.

Le troisième jour après ce traitement, madame de R..... commença à sentir un peu plus de facilité en parlant à voix basse, et avec quelque léger effort elle put donner un peu de voix assez bien timbrée. Je recommandai la continuation du même traitement et je priai Mme de R..... d'essayer d'émettre le son de voix qu'elle venait de me donner, en l'assurant que tout ce qu'elle pouvait craindre d'inflammatoire était bien loin de se déclarer chez elle. En effet quelques jours après sa voix acquit plus d'intensité et de sonoréité.

Ce résultat lui ayant inspiré plus de confiance, elle mit, de son côté, plus d'exactitude et plus de persévérance dans l'application des moyens que je lui avais indiqués. Les gargarismes furent portés graduellement à une dose plus élevée et furent faits aussi plus fréquemment. Un régime doux, mais assez tonique, la promenade au grand air et l'exercice modéré de la voix, joints aux remèdes précités, furent d'un tel avantage pour madame de R....., qu'en moins de six semaines elle recouvra l'usage entier de la voix.

2e OBSERVATION.

Mme M...., âgée de vingt-trois ans, d'un tempérament nerveux, cantatrice du Théâtre Royal Italien, fut atteinte, par suite d'un refroidissement, d'un violent mal de gorge dont voici les symptômes : rougeur, gonflement de la membrane muqueuse, sur l'étendue de laquelle on voyait plusieurs aphthes. La déglutition, surtout celle des liquides, était extrêmement douloureuse, et madame M.... accusait des élancemens très-vifs au gosier, même dans l'état de tranquillité. Au reste il y avait aphonie complète, et impossibilité de parler, même à voix basse, sans douleur. Cependant tous ces symptômes n'étaient pas associés à la fièvre, et la toux ne se faisait sentir que par quintes légères et à des intervalles fort éloignés. Madame M.... me demandait avec des instances réitérées (et cette demande était appuyée par le directeur du théâtre) de faire tout mon possible pour qu'elle pût chanter le lendemain.

Plusieurs faits pathologiques de cette nature ayant été suivis d'heureux résultats par l'usage des gargarismes d'alun, je n'hésitai pas un instant à les lui prescrire.

Le lendemain la membrane muqueuse du pharynx et du voile du palais présentait un aspect tout différent de celui de la veille, les aphthes avaient disparu, la rougeur et le gonflement de cette partie étaient diminués d'une manière sensible, la déglutition était à peine douloureuse, la voix avait reparu assez bien timbrée, et madame M..... pouvait parler sans la moindre souffrance.

J'ajoutai aux gargarismes précités un gros de sulfate d'alumine, et je recommandai à madame M..... de se gargariser plus fréquemment qu'elle ne l'avait fait la veille. Sa position s'améliora tellement le lendemain, que le soir même madame M...... put chanter le rôle de Ninette dans *la Pie Voleuse* de Rossini, avec un tel succès, que le public eût été bien loin de s'imaginer qu'elle était la veille dans l'état que nous venons d'exposer.

3e OBSERVATION.

Madame R....., cantatrice du Théâtre Royal Italien, me fit appeler, la veille de son début, pour un mal de gorge qui lui causait des douleurs, tant en avalant que pendant le chant des notes du second registre. Ces symptômes subjectifs étaient accompagnés d'une rougeur et du gonflement de la membrane muqueuse qui tapisse le voile du palais et le pharynx. La luette particulièrement était rouge, presque immobile. Les notes sur-laryngiennes du *médium* étaient impossibles, et lorsque la malade voulait s'efforcer de les émettre, elle éprouvait des élancemens très-vifs au gosier. L'amygdale droite était un peu gonflée et laissait apercevoir une tache blanche que je pris d'abord pour un aphthe.

Ayant contracté l'habitude de faire chanter une note aiguë aux chanteurs dont je visite le gosier, parce que le voile du palais et la luette se contractant pendant l'émission de cette note, cette contraction me permet d'apercevoir plus loin qu'on ne le peut ordinairement, je suivis cette marche, mais je dus renoncer à user de la pression sur la langue au moyen d'une cuillère, parce que cela occasionait à la malade des efforts et des nausées.

Je priai donc madame R..... d'émettre la note la plus aiguë qu'elle pourrait. J'aperçus alors que la tache que j'avais prise pour un aphthe n'était que l'indice de l'ouverture d'un abcès qui s'était percé naturellement.

Il est à remarquer que ce résultat fut précédé de l'usage des gargarismes d'alun qui probablement ont contribué à faire crever l'abcès. Le deuxième jour après l'accident dont nous venons de parler, les gargarismes d'alun furent portés à une dose plus élevée, et l'amélioration qui se faisait sentir de plus en plus m'engagea à persévérer dans la continuation des mêmes moyens. Le huitième jour de la maladie la voix était tout-à-fait rétablie, mais madame R..... éprouvait le soir un peu d'enrouement. Je portai alors la dose d'alun à quatre gros, il y eut du mieux; mais l'enrouement se faisant encore sentir de temps en temps, j'augmentai encore le gargarisme d'un gros d'alun : c'était le quatorzième jour de la maladie. L'enrouement n'ayant plus reparu pendant les trois premiers jours que la malade faisait usage de ce dernier gargarisme, elle se croyait parfaitement guérie; elle le quitta donc sans m'en rien dire.

L'enrouement survint et l'aphonie était presque complète; je lui fis reprendre le dernier gargarisme, qui fut aussitôt suivi d'heureux résultats. Quatre jours après, elle ne se gargarisait qu'une fois chaque vingt-quatre heures. Le lendemain j'aperçus un léger relâchement à la membrane muqueuse du voile du palais et du pharynx, la voix n'avait pas un timbre aussi sonore que le jour précédent, et quelques notes surlaryngiennes étaient données avec beaucoup de difficulté par madame R..... J'ajoutai un gros de sulfate d'alumine au dernier gargarisme, et la voix, par ce moyen, redevint dans son état naturel.

Les gargarismes furent continués pendant quelques jours, en éteignant par degrés leur usage. Depuis cette époque toute souffrance disparut.

4e OBSERVATION.

M. H..., choriste de profession, tenor contraltino, âgé de trente-huit ans, d'une assez bonne constitution, vint me consulter pour un enrouement qui lui causait des crachemens continuels, mais pas d'une nature suspecte. Il se plaignait particulièrement de ne pouvoir plus chanter les notes du second registre, et lorsqu'il s'efforçait de les chanter il éprouvait des douleurs très-vives au gosier et au larynx. L'inspection de la partie visible du tuyau vocal ne me fit apercevoir aucun autre signe maladif qu'un état de relâchement de la membrane muqueuse. Cet individu, sujet à des hémorrhoïdes, était constipé à un tel point qu'il ne pouvait aller à la selle sans le secours des lavemens. Son haleine était fétide, sa langue chargée, sa respiration difficile; le foie, particulièrement le lobe antérieur, présentait un léger gonflement sans dureté ni douleur à la pression. Le pouls ne donnait que cinquante-six pulsations par minute. J'envisageai cette affection comme une altération de l'organe de la voix, dépendante d'une atonie dans le système de la veine-porte. Je voulus voir si au moyen d'un traitement purgatif joint au spécifique propre à rappeler les hémorrhoïdes, je pourrais obtenir la guérison sans avoir recours au gargarisme.

Je prescrivis donc :

1° Les pilules suivantes :

Prenez :

Extrait de coloquinte composé.	gr. xxx.
——— d'aloës aqueux.	gr. xxiv.
Scammonée en poudre.	gr. xviij.

Divisez en vingt-quatre pilules à prendre deux le soir en se couchant.

Je fis précéder l'usage de ces pilules de quelques lavemens émolliens.

2°. Je recommandai au malade de prendre tous les soirs un bain de pieds sinapisé avant de se coucher, et une infusion de tilleul bien chaude, avec du sirop de gomme, avant de s'endormir. Une diète douce et un régime corrélatif furent aussi recommandés au malade. Le quatrième jour après le traitement précité, le malade aperçut des tumeurs à l'anus qui donnaient une assez grande quantité de sang quand il allait à la garde-robe. La langue n'était que légèrement blanchâtre à sa base; la respiration était devenue normale; le pouls, dans la matinée, avant déjeuner, était à soixante-huit; l'appétit était très-bon, le teint naturel; mais la voix n'avait pas changé en qualité et en étendue autant que pouvait le faire espérer l'amélioration des symptômes généraux.

J'ajoutai alors à ce traitement l'usage des gargarismes d'alun : deux jours après, le timbre de la voix était déjà beaucoup amélioré, et l'émission des sons surlaryngiens se faisait avec beaucoup de facilité et avec une voix très-bien timbrée. J'éloignai l'usage des pilules et j'en diminuai la dose. Je portai, au contraire, les gargarismes d'alun à une plus haute dose, et je parvins, au bout de quelques jours, non-seulement à guérir le malade, mais à développer sa voix dans une étendue et avec un timbre qu'elle n'avait jamais eu auparavant.

—

5e OBSERVATION.

M. H...., âgé de 34 ans, choriste du Théâtre Royal Italien, fut atteint tout-à-coup d'une aphonie accompagnée des symptômes suivans : rougeur et gonflement de la membrane muqueuse qui tapisse le voile du palais, les piliers du gosier et le pharynx ; déglutition très-douloureuse suivie d'élancemens au larynx, toux continuelle bien que légère, crachats mêlés de filets de sang, respiration libre, pouls de soixante-quinze égal en rhythme et en temps, peau sèche et froide surtout aux extrémités ; le malade avait éprouvé autrefois des sueurs aux pieds et les avait fait disparaître par le moyen d'une poudre (remède secret) ; les autres fonctions étaient dans leur état naturel. Croyant qu'une telle affection dépendait d'un refroidissement et probablement de la suppression de la transpiration, surtout aux pieds, je prescrivis un pédiluve avec une once d'acide hydrochlorique, à la température de 30° R., et une tisane faite avec l'infusion de tilleul, à la quantité d'une livre, en y ajoutant une demi-once d'acétate d'ammoniaque et une once de sirop de capillaire avec la signature, à prendre une demi-tasse tiède toutes les demi-heures. Je fis garder le lit au malade, et je recommandai de le tenir chaudement.

Ce traitement fut suivi du résultat le plus heureux pour ce qui regarde l'état général. La transpiration se rétablit, la toux disparut, la peau devint plus forte et mieux vibrée, la douleur au larynx et au gosier diminua beaucoup, mais la rougeur et le gonflement de la membrane muqueuse ne répondaient pas à l'amélioration des autres symptômes; l'aphonie persistait quoique la déglutition ne fût plus douloureuse, et que le malade se trouvât assez bien; je continuai le même traitement auquel j'ajoutai le gargarisme nº 1.

Le lendemain, l'état de la membrane muqueuse fut complètement en rapport avec l'amélioration des autres symptômes; le malade, avec quelques légers efforts, put même parler à haute voix. Je suspendis le bain de pieds et la tisane, et continuai les gargarismes.

Le surlendemain il y eut du mieux ainsi que les deux jours suivans; mais, après cette époque, la maladie resta stationnaire pendant huit jours. Dans cet intervalle, j'augmentai la dose d'alun jusqu'à une demi-once; ce fut sans succès. Le malade, qui était un ténor contraltino, ne pouvait pas même chanter toutes les notes du premier registre; il était extrêmement fatigué après un exercice de quelques minutes, et se plaignait surtout d'une sécheresse extraordinaire du gosier et du larynx. Je suspendis les gargarismes d'alun, je réordonnai les pédiluves avec l'acide hydrochlorique, un régime doux et quelques petites tasses de l'infusion de tilleul avec l'acétate d'ammoniaque.

L'aphonie persista, incomplète, même après le traitement que nous venons d'indiquer. Le malade se plaignait d'une envie continuelle d'avaler; la membrane muqueuse du gosier avait une couleur particulière, mais qui approchait beaucoup de l'état d'inflammation qu'elle présentait au commencement de la maladie. L'état général étant très-satisfaisant, comme il n'existait ni toux ni crachats de nature suspecte, je jugeai que l'aphonie dépendait d'un état atonique de la membrane muqueuse. Ce fut alors que j'osai, pour la première fois, souffler de l'alun en poudre, de la même façon que le fait M. Bretonneau dans la diaphtérite; cela causa de la toux au malade; il expectora des crachats épais, muqueux, jaunes-verdâtres. La voix acquit plus de timbre; mais le son approchait beaucoup de l'enrouement grave; le malade passa une bonne nuit sans aucune souffrance ni au larynx ni au gosier; le lendemain matin la voix était encore plus enrouée; cependant quelques heures après son réveil, à la suite de quelques crachats critiques, l'enrouement disparut. M. H....., essayant de chanter, put déjà élever sa voix à quelques sons surlaryngiens. Après un jour de repos je répétai l'opération, ainsi de suite, pendant une huitaine de jours, jusqu'à ce que la voix parvînt à son entier développement.

6e OBSERVATION.

Madame S..., choriste du Théâtre Royal Italien, Allemande, âgée de vingt-deux ans, mal réglée, d'un tempérament lymphatique, après avoir souffert à différentes reprises des angines tonsillaires avec un degré plus ou moins grave d'aphonie, me fit appeler, le 20 octobre, pour une affection du gosier dont voici les symptômes : Rougeur et gonflement de la membrane muqueuse qui tapisse le gosier et le pharynx, la langue même était rouge et un peu gonflée, les amygdales étaient presque triplées de volume, la voix était rauque et d'un timbre faible ; madame S... éprouvait de la douleur pendant la déglutition ; elle était constipée, les extrémités inférieures et supérieures étaient presque glacées. Au reste, il n'y avait ni fièvre ni toux ; je prescrivis un pédiluve avec l'acide hydrochlorique et une tisanne sudorifique. Pour gargarisme, de l'eau d'orge légèrement acidulée avec du vinaigre ordinaire.

Le lendemain, à l'exception que les extrémités étaient un peu moins froides, l'état de la maladie était presque le même. Je substituai au gargarisme acidulé le gargarisme d'alun, et je persistai dans les autres moyens : le jour suivant la rougeur et le gonflement de la membrane muqueuse avaient beaucoup diminué, la déglutition était à peine douloureuse, quoique le gonflement des amygdales ne fût pas en rapport avec la diminution des autres symptômes. Même traitement, les gargarismes d'alun furent portés à deux gros.

Le lendemain la voix fut plus claire, l'amélioration plus sensible, et les amygdales étaient à peu près dans le même état : comme le gonflement des amygdales tenait à un état scrophuleux, le traitement fut heureusement terminé au moyen de l'iode.

DEUXIÈME MÉMOIRE

SUR

QUELQUES MALADIES AFFECTANT

PARTICULIÈREMENT

L'ORGANE DE LA VOIX.

Lu à l'Académie royale des Sciences, le 31 octobre 1831.

PREMIÈRE PARTIE.

Il y a environ dix-huit mois que j'eus l'honneur de soumettre à l'Académie un Mémoire sur quelques maladies du gosier, affectant particulièrement l'organe de la voix. J'appelais alors son attention sur la nature de ces maladies et sur le mode de traitement par lequel je les avais combattues avec succès, dans plusieurs cas.

L'exposé que je présentais devint l'objet

d'un rapport dans lequel on voulut bien louer mes efforts et m'encourager à continuer mes expériences. Aujourd'hui j'apporte des faits nouveaux et des observations qui m'ont paru si concluantes, que, je n'hésite pas à le dire, il ne me reste plus le moindre doute sur l'efficacité d'un moyen curatif dont l'application offre les résultats les plus satisfaisans. Dans l'intérêt de la science, il m'importait que des faits de cette nature fussent constatés d'une manière irrécusable; j'ai donc prié l'Académie de vouloir bien désigner des commissaires pour les vérifier. MM. Magendie et Serres se sont plus particulièrement chargés de cette tâche, qu'ils ont remplie avec un zèle bienveillant dont je me plais à leur témoigner toute ma gratitude; ils ont été à même de suivre parfaitement les progrès des guérisons que j'ai obtenues.

J'aurais pu me borner à donner, sans autres détails, les observations qui font l'objet de ce Mémoire, puisque l'Académie, dans son rapport, ne m'avait demandé que des faits; mais j'ai pensé que quelques explications préliminaires ne seraient pas un hors-d'œuvre. Ces explications rouleront sur la nature du traitement dont je recommande l'usage, et sur les modifications dont il est susceptible suivant les variétés et les complications de la maladie. A cet égard, je n'omettrai rien de ce que je puis dire, afin de faciliter les essais de quiconque voudra expérimenter après moi. L'on pourra ainsi ajouter des faits intéressans à ceux qui me sont propres, et il ne subsistera plus aucun doute sur le mode d'administration des astringens, et surtout de l'alun dans certaines affections de l'organe de la voix. J'ose espérer que la publication de mes recherches contribuera à rendre certaine la guérison de maladies si fréquentes et si rebelles aux moyens dont jusqu'ici on s'est servi pour les combattre.

Une remarque que je ne dois pas négliger de faire avant d'aller plus loin, c'est que s'il est indispensable de bien connaître les divers modes d'administrer l'alun, lorsqu'on s'est pénétré de l'efficacité des gargarismes, il ne l'est pas moins de diagnostiquer avec précision les maladies qui peuvent contre-indiquer ce traitement, comme inutile ou même comme nuisible, ainsi que celles dont il doit opérer la guérison.

La maladie est-elle caractérisée simplement par une atonie dans les organes modificateurs de la voix, par la teinte pâle de la membrane muqueuse qui tapisse le gosier, jointe à la difficulté du jeu des muscles constricteurs supérieurs du pharynx, des staphylins, de la langue, etc., je conseille et j'emploie en toute sûreté le traitement suivant :

1°. Des gargarismes répétés trois ou quatre fois par jour, d'après la formule ci-jointe :

Prenez :

Sulfate d'alumine (alun) en poudre.	1 gros.
Décoction d'orge filtrée.	10 onc.
Sirop diacode.	1/2 onc.

Gargarisez trois ou quatre fois par jour.

Je marque cette formule du nº 1, et, selon les indications, je la porte graduellement jusqu'aux nºs 12, 14, 16, et même davantage, en ajoutant à chaque numéro un gros d'alun, c'est-à-dire en saturant la décoction d'orge d'un gros de ce sel pour chaque numéro.

La dose élevée seulement jusqu'aux nºs 3, 4 ou 5, suffit dans beaucoup de cas.

2°. Pendant les premiers jours du traitement, des frictions renouvelées aussi deux ou trois fois par jour sur la région cervicale antérieure, principalement d'après la formule suivante :

Prenez :

Extrait de belladone. . . .	12 gr.
Alcool camphré.	4 onc.

Mêlez.

Dans les affections rhumatismales l'extrait de jusquiame remplace, à la même dose, celui de belladone.

Dès que l'atonie est diminuée par ce premier traitement, je cherche à exercer la voix, de même que dans la photophobie après la cessation des symptômes dominans, je conseille la lumière du jour. Ainsi j'engage le malade, s'il est chanteur, à faire graduellement plusieurs games de suite, et je lui indique en même temps le moyen de régler son haleine.

Si, au contraire, le malade n'est pas musicien, je le prie de déclamer à haute voix, ou bien d'émettre différens sons analogues, autant que possible, à ceux de la gamme chantante ; c'est par suite d'un pareil exercice, pendant la convalescence, que je suis parvenu à faire chanter des personnes qui, sous le rapport de la voix et de l'oreille, ne se croyaient aucune disposition pour le chant.

On peut remarquer que cette seconde partie du traitement, qui m'est propre, diffère essentiellement des conseils donnés en pareils cas par la plupart des médecins qui, n'ayant en vue que l'axiôme banal *ubi dolor ibi fluxus*, recommandent à leurs malades de ne pas parler, et à plus forte raison de ne pas chanter. En ce point, comme en beaucoup d'autres, les faits sur lesquels je base ma méthode se trouvent en opposition avec les théories admises.

Maintenant, on demande pourquoi les malades doivent-ils parler à haute voix lorsque l'aphonie dépend d'un affaiblissement de l'organe vocal? Je répondrai que c'est parce que, chez eux, la phonation manque des principales conditions nécessaires à l'exercice de cette fonction; s'efforcent-ils de parler à haute voix ou de chanter, la vitesse de l'haleine augmentant par une plus forte impulsion, et donnant en même temps plus d'intensité à tous les sons, leur imprime aussi plus d'acuité. Joignez à ce premier point les changemens qu'éprouvent, dans leur forme et leur consistance, les organes producteurs et modificateurs de la voix, et vous trouverez les raisons d'après lesquelles je me suis déterminé. De là résulte l'importance pour un chanteur d'avoir le plus grand développement possible dans l'ensemble de ses organes respiratoires, et surtout dans ses poumons; et, pour en citer un exemple puisé dans les contraires, ne sait-on pas que si la plupart des sourds-muets succombent à la phthisie pulmonaire, c'est que leurs poumons s'affaiblissant éprouvent un arrêt de développement, et tendent même à s'atrophier par le seul fait de leur inaction à parler? L'anatomie comparée offre aussi un grand nombre de faits à l'appui de ce que j'avance.

Je viens d'indiquer le traitement que j'emploie généralement; je dois maintenant dire quelque chose des modifications qu'il doit subir selon les variétés et les complications de la maladie.

De toutes les causes qui nécessitent des modifications thérapeutiques, la plus commune et la plus essentielle en même temps, c'est l'influence sympathique de quelques autres organes sur celui le la voix.

Tous les praticiens savent quelle sympathie remarquable existe chez les femmes entre la matrice et l'organe de la voix, tant dans l'état de santé que dans celui de maladie. Ainsi, à l'approche des règles, pendant leur durée ou à leur cessation, on a journellement l'occasion d'observer chez différentes femmes des changemens notables dans la voix. A ce sujet les exemples sont trop bien connus et trop nombreux pour qu'il soit nécessaire d'en citer aucun. Toute modification, soit physiologique, soit pathologique dans l'état de la matrice, réagit sur l'organe de la voix *. (*Voy.* les Observations.)

Mais une sympathie moins généralement connue peut-être, moins appréciée en médecine, et pourtant non moins certaine que la précédente, est celle qui existe entre les fonctions digestives et la fonction qui nous

* M. le docteur Tanchou, dans les Considérations qu'il vient de publier sur l'influence des maladies des organes génito-urinaires sur la voix, appuie ce que j'avance par des faits très-curieux, qui fixeront l'attention des praticiens.

occupe. Ainsi la voix peut facilement être altérée par le seul effet d'une atonie des premières voies ; j'en ai constaté plusieurs exemples curieux, et l'on peut presque chaque jour en acquérir la preuve ; d'autres sympathies se révèlent encore ; un engagement quelconque des viscères abdominaux, un dérangement dans les fonctions du système de la veine-porte, l'abus des remèdes purgatifs ou des lavemens, une transpiration trop longtemps entretenue, ou bien supprimée brusquement d'une manière quelconque, soit à la périphérie cutanée, soit surtout aux pieds, l'usage des pommades anti-dartreuses, anti-syphilitiques, anti-scrophuleuses, etc., etc., etc., sont autant de causes diverses qui, en altérant l'organe de la voix, obligent le médecin praticien à modifier le traitement que nous proposons. Or, c'est à l'expérience et à la sagacité médicale à suppléer à tout ce qu'il ne m'appartient pas de détailler.

Toutefois, puisqu'il peut exister comme symptôme, ou comme complication, même d'après les causes que je viens d'énoncer, puisqu'il peut exister, dis-je, un gonflement de la membrane muqueuse *pharyngo-laryn-*

gienne *, avec altération dans la qualité et la quantité du mucus, on conçoit comment on peut associer au traitement indiqué pour la cause influente l'usage du gargarisme d'alun **. C'est ainsi qu'en traitant M. Rondonneau, dont il est parlé dans la troisième observation de ce Mémoire, j'ai obtenu un très-heureux résultat des gargarismes d'alun, quoique la cause de la maladie eût son siége dans les premières voies.

Mais, puisque je viens d'indiquer l'emploi des gargarismes d'alun contre l'altération de la membrane muqueuse *pharyngo-laryngienne*, je dois me hâter de faire connaître

* Si je dis la membrane muqueuse *pharyngo-laryngienne*, c'est moins pour proposer cette expression que pour éviter la périphrase de *membrane muqueuse qui tapisse la bouche, le voile du palais, le pharynx et le larynx*. C'est le même motif qui me fait dire ailleurs la membrane muqueuse *bléfaro-ophthalmique*.

** Quelques malades éprouvant de la répugnance pour l'alun, à cause de la saveur qu'il laisse et des nausées qu'il provoque, pour obvier à cet inconvénient je lui ai substitué le sulfate de zinc dans plusieurs cas; et quelquefois celui de cuivre, dont j'ai également reconnu l'efficacité, bien que son action soit un peu plus lente.

comment j'explique non-seulement l'effet de ces gargarismes sur cette membrane spécialement, mais encore l'effet des astringens en général sur les membranes muqueuses.

Avant de m'occuper particulièrement des maladies qui affectent l'organe de la voix, j'avais surtout dirigé mes recherches médicales vers les maladies qui affectent l'organe de la vue; c'était même pour moi une étude de prédilection. J'avais parcouru l'Italie, l'Allemagne et l'Angleterre, où il existe des hôpitaux particuliers pour les maladies des yeux. On sait combien est en vogue dans ces différens pays la multiplicité des médicamens. C'est en observant attentivement les effets de chacun d'eux sur les affections de l'appareil visuel, que je fus singulièrement frappé des bons résultats obtenus par l'application des divers astringens dans les ophthalmies. A Londres, par exemple, où l'onguent *golden-ointement* et autres remèdes de cette nature sont en grand crédit, j'ai vu M. Guthrie employer avec le plus grand succès, contre toutes les ophthalmies même les plus aiguës, un onguent composé de :

Nitrate d'argent fondu. . . .	10 grains.
Acétate de plomb liquide.. .	15 gouttes.
Axonge.	1 gros.

J'ai eu très-souvent l'occasion d'expérimenter ce traitement d'après M.. Guthrie; il m'a toujours réussi. Je pourrais rendre le même témoignage de plusieurs autres astringens utiles dans plusieurs autres affections, tels que de l'alun employé selon la méthode de M. Kapler dans la dyssenterie, et l'opium, dont on se sert avec avantage dans le même cas; mais ce serait m'écarter de mon sujet, ces simples indications m'y ramènent nécessairement.

Pénétré de cette idée que la membrane muqueuse *blépharo-ophthalmique*, ainsi que celle de l'estomac et des intestins, n'étaient nullement différentes de la membrane muqueuse *pharyngo-laryngienne*, je pensai qu'il serait peut-être rationnel d'appliquer à certaines affections de l'organe de la voix des remèdes convenables à des affections identiques dans d'autres organes.

Après avoir essayé les différens sels atringens les plus généralement employés dans d'autres maladies, j'adoptai de préférence le sulfate d'alumine, par la simple raison qu'il me réussit le plus promptement et le mieux.

Ainsi le double motif qui m'a décidé à l'emploi du traitement en question, est d'une part l'identité d'organisation des membranes muqueuses dans les différens organes, et de l'autre l'identité d'effets des astringens sur les mêmes membranes.

Il est à propos d'indiquer ici comment je conçois ce mode d'action. Les astringens me semblent agir sur les membranes muqueuses d'une manière *chimico-dynamique*, d'où il résulte diminution de volume des vaisseaux capillaires. Ce premier effet en détermine luimême un tout-à-fait secondaire, qui est l'augmentation de la propriété absorbante des vaisseaux lymphatiques. Ainsi la sécrétion du mucus se trouve modifiée dans sa qualité et dans sa quantité, la partie la plus fluide est absorbée, tandis que celle qui l'est moins se trouve excrétée. C'est par cette double action des astringens que se trouve déterminée une sécrétion plus épaisse et moins abondante.

C'est au même effet des astringens sur les membranes muqueuses que je dois le conseil essentiel que je donne aux malades de ne cesser l'usage des gargarismes que par doses décroissantes graduellement, et à des intervalles éloignés de plus en plus ; faute de ce soin il ne serait pas impossible qu'une récidive survînt, ou tout au moins que la guérison ne fût pas radicale. C'est d'ailleurs une méthode sûre et consacrée, non-seulement par mon expérience dans ce genre de maladies, mais encore par celle de beaucoup de praticiens dans des affections analogues, ou même d'une toute autre nature. Ainsi sont traitées les blennorrhagies uréthrales par les injections, et les diverses ophthalmies par les instillations de certains sels, ou oxides métalliques, etc., etc. Je ne saurais donc trop recommander la continuation du traitement au-delà même de la guérison apparente *.

* Au sujet de cette spécialité d'action des astringens je citerai ici un fait très-curieux, qui m'a été communiqué par M. L'héritier, homme de lettres. En 1812, le nommé Lacroix, soldat au cinquième régiment d'artillerie à pied, désirait se faire réformer pour cause de myopie. Le degré auquel il était atteint de cette affection n'était pas suffisant pour qu'il fût déclaré impropre au service militaire ; il voulut le compliquer d'une ophthalmie ; un juif lui indiqua de s'introduire dans les yeux du vitriol bleu en poudre (sul-

Disons maintenant quelques mots de l'opportunité de ce traitement, c'est-à-dire énumérons les principaux cas auxquels il convient spécialement. Il est entendu d'avance qu'il n'est nullement question ici des maladies aiguës ou chroniques des poumons, du larynx et des bronches. Nous n'examinerons absolument que les altérations des organes producteurs ou modificateurs de la voix pris dans leur ensemble; or, ces altérations se rattachent pour nous à quatre espèces différentes, savoir :

1°. A l'effet d'une modification pathologique quelconque de la membrane *pharyngo-laryngienne;*

2°. A la même cause agissant sur les muscles producteurs de la voix;

fate de cuivre). L'effet répondit d'abord pleinement à ce qu'il se proposait; il se déclara bientôt une ophthalmie telle que la faculté visuelle en était réellement altérée; il y avait au commencement douleur très-vive, avec sécrétion des plus abondantes; mais, par l'usage continu de la poudre, les yeux devinrent insensibles à son introduction. Au bout de quelque temps la douleur cessa, la rougeur se dissipa complètement, et Lacroix, au lieu d'être myope, se trouva avoir une des meilleures vues du régiment.

3°. A la même cause agissant sur les muscles modificateurs;

Enfin, à une influence sympathique.

J'ai observé que de ces quatre causes générales d'altération de la voix, les plus communes sont la première et la troisième, c'est-à-dire une modification pathologique de la membrane pharyngo-laryngienne, jointe à une atonie des organes modificateurs de la voix. Cette observation est fondée d'une part sur le résultat des phénomènes physiologiques exposés dans mon premier Mémoire sur le mécanisme de la voix humaine pendant le chant *, et d'autre part sur le résultat des faits pathologiques, dont les principaux seront rapportés dans celui-ci.

Avant d'en venir à ces faits, je dois dire que si j'ai spécialement conseillé les gargaris-

* J'avais alors surtout en vue de démontrer l'office des muscles surlaryngiens dans la modulation de la voix. Aujourd'hui je crois non-seulement que ces muscles servent à modifier les sons laryngiens, mais encore j'ai de fortes raisons pour les supposer doués d'une vibration assez semblable à celle que M. Cagniard la Tour appelle *vibration labiale,* c'est-à-dire vibration telle qu'on la produit avec les lèvres lorsqu'en chantant on veut imiter le cor ou quelque instrument à hanche.

mes d'alun dans les cas d'atonie de l'influx nerveux, c'est que j'en ai fait l'heureuse application toutes les fois qu'il était survenu un enrouement plus ou moins grave par suite d'un refroidissement, et notamment dans tous les cas d'angine tonsillaire idiopathique.

Madame Malibran offre un exemple frappant de ce que j'avance. J'ai pardevers moi plusieurs observations du genre de celle-ci que j'ai communiquées à l'Académie des Sciences dans une lettre du 30 janvier. Mais, j'ai plutôt en vue les faits dans lesquels on ne remarque aucun phénomène inflammatoire, à l'exception pourtant de la douleur, et de quelques crachats rendus légèrement sanguinolens par l'effet de la déchirure d'un ou de plusieurs vaisseaux capillaires, surtout pendant les efforts de la toux. Les observations concernant mesdames Malibran, de R..., M. Groslambert et quelques autres cas de même nature, dont il est parlé dans mon second Mémoire, viennent à l'appui de mon assertion. C'est par de pareils faits que j'espère établir l'utilité et la vérité des résultats que j'ai obtenus; je me hâte donc d'arriver à leur exposé.

Si j'ai indiqué en passant un des faits qui en diffèrent, c'est pour appeler sur ce fait l'attention des praticiens, et leur demander si le traitement que je propose ne serait pas applicable à certaines inflammations de l'appareil vocal ? Au surplus, attendons que nous soyons plus riches en expériences, et nous en déduirons des conséquences beaucoup plus importantes.

En résumé, la thérapeutique doit varier selon la cause morbide et les complications antécédentes ou consécutives; mais lorsque l'altération de la membrane pharyngo-laryngienne ainsi que l'atonie des organes modificateurs de la voix existent simultanément, on peut regarder comme toujours utile de recourir à la méthode que nous venons d'indiquer en même temps qu'aux moyens ordinaires.

FAITS PATHOLOGIQUES.

DEUXIÈME PARTIE.

1re OBSERVATION.

M. Delcro, ancien élève de l'École-Polytechnique, d'un tempérament lymphatique, et âgé de vingt-quatre ans, s'était donné une entorse en 1828. Il négligea les soins d'urgence et fut négligé par le médecin auquel il s'adressa. Le mal s'aggrava de plus en plus grâce aux conseils des bonnes femmes et des charlatans. Enfin, les premiers signes d'amélioration furent dus à une consultation de médecins habiles. Il fut question, seulement pour la première fois, du repos absolu, mais une imprudence renouvela le mal; de là nouvelle consultation; on employa l'iode sans aucun succès; on conseilla, en second lieu, les eaux de Bourbonne; il y eut du mieux. C'était déjà plus d'une année après l'accident primitif.

Ce fut alors qu'un refroidissement aux eaux détermina un mal de gorge dont M. Delcro s'inquiéta aussi peu d'abord qu'il l'avait fait de son entorse. Le mal de gorge à son tour fit des progrès; nul effet des cataplasmes, même des sangsues; l'aphonie survint, d'abord incomplètement, bientôt tout-à-fait; il fallait surtout qu'il fît des efforts excessifs pour l'émission d'un son grave.

On prescrivit l'application d'un vésicatoire au bras; c'était le 29 novembre 1829; malgré cet exutoire, les cataplasmes et les sangsues, le mal se soutint avec toute son intensité; second vésicatoire à l'autre bras, sans plus de réussite; bien plus, des complications apparurent: sentiment de constriction à la gorge, crachats sanguinolens et congestion vers le cerveau. Un troisième vésicatoire fut appliqué au cou, tout aussi infructueusement. Enfin, on allait y substituer deux cautères et un séton à la nuque, lorsque le malade, souffrant presque autant de langueur et de découragement que de son infirmité, vint me consulter le 10 janvier.

L'inspection du gosier et des mouvemens du larynx me convainquit d'abord que la maladie avait son siége à la partie supérieure du tuyau vocal; l'absence de la toux, la nature des mouvemens des muscles du pharynx, du voile du palais et de la langue, ainsi que la couleur *sui generis* de la membrane pharyngo-laryngienne, m'eurent promptement révélé quelle était la maladie de M. Delcro; je ne balançai pas à la ranger parmi les affections nerveuses. Je recourus en conséquence aux gargarismes à dose croissante de sulfate d'alumine édulcoré avec la décoction d'orge et le sirop diacode. Je prescrivis en même temps l'emploi d'une solution d'extrait de jusquiame dans l'alcool camphré, pour frictionner la région cervicale antérieure du cou. Je recommandai d'abord l'exercice de la voix, puis progressivement son émission plus forte, jusqu'à son entier déploiement, et en moins de deux mois, j'eus la satisfaction non-seulement de rendre à M. Delcro sa voix primitive, mais encore de la lui faire recouvrer avec une étendue très-remarquable, surtout dans les notes du second registre *.

2e OBSERVATION.

M. Groslambert, ex-pharmacien en chef des armées sous l'Empereur, âgé de cinquante-huit ans, d'un tempérament nerveux, maigre et de haute taille, était dans un état d'aphonie complète lorsque je le vis pour la première fois le 27 avril dernier. Depuis plusieurs années, il ne pouvait parler même

* Peut-être eût-on désiré des détails dans l'exposé de la marche que la maladie a parcourue; si je ne l'ai pas fait, c'est précisément pour éviter une description sèche et monotone, et surtout pour ne pas abuser de l'attention que l'Académie veut bien prêter à cette lecture.

J'ai suivi le même plan pour toutes les observations, c'est-à-dire que j'ai cru devoir indiquer seulement les phases ou les changemens les plus notables survenus chez chacun des malades. Mais je n'en ai pas moins examiné attentivement, pour mon propre compte, les nuances, même les plus indifférentes, dans les symptômes, la durée et la terminaison de ces maladies.

à voix basse sans ressentir la plus vive douleur, tant à la région du larynx qu'à celle de la poitrine. La souffrance qu'il éprouvait alors était telle, que son médecin, ne trouvant pas d'autre moyen de le soulager, lui prescrivit de ne plus converser que par signes ou par écrit.

La membrane pharyngo-laryngienne était pâle; le voile du palais déprimé, le palato-staphylin prolongé et presque immobile, même après la contraction forcée des péristaphylins; la base de la langue chargée d'une pâte jaunâtre; le malade avait des envies continuelles d'avaler, il éprouvait en même temps des élancemens douloureux à chaque effort de déglutition. Les crachats en général étaient muqueux, mêlés quelquefois de stries sanguinolentes; d'ailleurs il n'avait pas de toux; l'état de la poitrine était parfaitement sain et la circulation tout-à-fait normale; ces symptômes réunis indiquaient assez une affection nerveuse, en y joignant l'atonie des premières voies et une constipation habituelle. Nous avons dit ailleurs combien cette atonie des premières voies influe sur l'organe vocal. Ainsi, bien sûr de mon diagnostic, qui fut d'ailleurs confirmé, dans une consultation, par celui de M. Damiron, médecin ordinaire du malade, j'eus recours aussitôt au traitement que j'ai déjà tracé avec détails dans les généralités de ce Mémoire, et que j'ai reproduit en partie dans l'observation de M. Delcro.

Pour donner en même temps du ton aux premières voies, je recommandai à M. Groslambert l'usage des eaux de Marienbaad, ainsi que les remèdes ordinaires laxatifs.

En cinq semaines les traces de la maladie disparurent dans une progression notable, et la voix reprit plus de vigueur qu'elle n'en avait eu auparavant. Les gargarismes ont été employés jusqu'au n° 12; à ce point la voix était entièrement rétablie. Des bains, ainsi que des pédiluves savonneux, ont complété la guérison.

3e OBSERVATION.

M. Rondonneau, professeur de chant, âgé de vingt-neuf ans, se rendit chez moi le 21 septembre 1830. Une gastrite, d'abord aiguë, puis chronique, avait précédé la maladie dont il se plaignait, et dont voici les symptômes : Rougeur et léger gonflement de la membrane muqueuse qui tapisse le gosier et la partie supérieure du pharynx ; voix rauque, filée et étouffée dans les sons aigus ; les notes surlaryngiennes, qui existaient quelques mois auparavant, étaient impossibles ; les notes graves laryngiennes étaient émises avec beaucoup d'enrouement ; quelques-unes du milieu seulement étaient encore pourvues de quelque sonoréité, mais la voix ne se prêtait pas à chanter. Bien qu'il n'y eût pas de toux, le malade était obligé de cracher souvent, et ses crachats étaient épais et noirs, mais sans odeur fétide. Il y avait constipation habituelle ; le malade ne pouvait aller à la selle sans le secours des lavemens ; les crampes d'estomac étaient fréquentes, du reste la digestion se faisait assez bien ; et toutes les autres fonctions s'exerçaient comme dans l'état normal.

Les purgatifs, les frictions, les gargarismes d'alun à dose croissante (le sulfate d'alumine fut porté jusqu'à dix-huit gros), furent dans cette occasion employés avec le plus grand succès. Les fonctions des premières voies remises dans leur état normal, la voix revint à M. Rondonneau plus forte et plus sonore qu'avant sa maladie.

M. Magendie, qui visita dernièrement ce malade, fut étonné lui-même de la beauté du timbre ainsi que de l'étendue de sa voix.

4e OBSERVATION.

M. de Noajer de Fontainebleau, âgé de vingt-trois ans, et d'une constitution pléthorique, vint me consulter le 11 juillet pour un mal de gorge qui durait déjà depuis plusieurs années. La voix était rauque, voilée, assez bien timbrée; cependant, dans les sons graves, le malade éprouvait une envie continuelle d'avaler; le voile du palais rouge et tuméfié, ainsi que les amygdales (surtout la droite), la langue couverte seulement à sa base d'une légère couche de mucosité jaunâtre, et la constipation habituelle formaient l'ensemble des symptômes. Du reste le mécanisme de la voix s'exécutait assez régulièrement ; il n'y avait pas de toux, et les poumons, les bronches, la trachée et le larynx paraissaient dans un état tout-à-fait sain.

En interrogeant le malade sur les causes de cette affection, j'appris qu'elle était due à une suppression brusque de la transpiration des pieds.

La première indication fut de prescrire des pédiluves sinapisés et acidulés ; des tisanes sudorifiques, et quelques sels purgatifs, furent ensuite administrés au malade; enfin le gargarisme n° 1.

Le lendemain de l'emploi de ces divers moyens, M. de Noajer vint me voir vers six heures du matin en se plaignant beaucoup de la gorge, qui était effectivement très-enflammée; il en rejetait tout de suite la cause sur le gargarisme, mais ne me disait pas qu'il avait pris en même temps un bain de vapeur sans mon autorisation; je parvins à le savoir cependant, et à lui prouver que tout le mal résidait dans le moyen qu'il avait employé de lui-même, et non pas dans celui que je lui avais prescrit. Je l'engageai donc à continuer le traitement avec plus de soin et de confiance ; il me le promit, et, quand il fut parvenu au gargarisme n° 12, il toucha enfin au terme d'une parfaite guérison.

5e OBSERVATION.

M. le docteur Tanchou me consulta au mois de mai pour l'une de ses malades, madame de F..., atteinte, depuis fort longtemps, d'une affection particulière de la gorge. Les symptômes les plus appréciables étaient une sensation de constriction bien réelle dans le gosier, surtout toutes les fois que cette dame en chantant s'efforçait d'émettre des notes surlaryngiennes ; il y avait même impossibilité absolue de donner le *re* et le *mi* laryngien. Les autres symptômes étaient d'ailleurs tout-à-fait analogues à ceux que j'ai retracés dans différens faits de ce genre.

Madame de F.... rapportait la cause de sa maladie aux conseils de l'un de ses maîtres de chant, qui n'avait pas calculé la portée de sa voix, et l'avait exercée dans un diapason supérieur à ses moyens.

Le fait est que cette dame, dont la voix

est positivement un *contre-alto*, s'était efforcée de lui donner l'impulsion d'un soprano. Aussi, je regardai comme chose certaine que de tels efforts dans la voix en avaient fatigué, altéré même les organes producteurs et modificateurs.

Toutefois il se pouvait aussi qu'une cause différente de celle-ci eût contribué en même temps à la production de la maladie. Je questionnai à cet égard madame de F..., soupçonnant qu'il existait peut-être une affection organique de l'utérus, ou tout au moins une modification des propriétés de cet organe ; mais il me fut impossible, dans les premiers temps, d'obtenir aucune réponse directe et affirmative à mes questions. Je crus même mes suppositions mal fondées, et je ne voulus pas insister. Je prescrivis donc à la malade mon traitement ordinaire dans les cas essentiels. Ainsi les gargarismes furent pris aussitôt et continués à doses croissantes ; j'avais conseillé en même temps des frictions antispasmodiques tenant en solution de l'extrait de belladone ; enfin l'exercice méthodique de la voix ne fut pas négligé.

Ce traitement produisit assez d'effet au début ; les progrès de la voix furent même tels, que madame de F.... atteignit très-facilement le *fa* laryngien. M. C.... , son maître actuel, qui l'accompagnait chez moi, était fort étonné d'un pareil résultat. Cependant il ne fallait pas trop tôt chanter victoire. Au bout de quelque temps l'amélioration resta tout-à-fait stationnaire malgré l'accroissement de dose de l'alun des gargarismes et la persévérance du traitement. Que penser et que faire alors? Mes suppositions revinrent, et furent effectivement confirmées par l'aveu même de la malade, qui me confessa enfin (c'était trois semaines après sa consultation) que M. Tanchou la soignait de son côté pour un ulcère de la matrice. Mes doutes ainsi bien éclaircis, j'engageai fortement madame de F.... à suspendre tout traitement étranger à celui de sa maladie, en l'assurant que la maladie secondaire, ou sympathique, guérirait en même temps. Au bout de deux mois M. Tanchou me donna des nouvelles de sa malade, et m'apprit que l'une et l'autre affection allaient enfin toucher simultanément au terme d'une guérison complète; la voix revint en raison directe des progrès vers la guérison de la maladie de l'utérus.

6e OBSERVATION.

Madame de P...., âgée de vingt-neuf ans environ, d'un tempérament nerveux et hystérique, vint me consulter, au mois de mars 1831, pour des douleurs assez vives qu'elle ressentait au gosier, même dans la simple émission de la voix. Cet état durait depuis plusieurs mois, et n'avait cédé en aucune manière aux topiques émolliens et aux antiphlogistiques. Madame de P.... était d'autant plus inquiète de sa position, qu'étant maîtresse de chant dans une pension, elle désespérait déjà de pouvoir continuer ses leçons.

Lorsque j'examinai pour la première fois le gosier, il n'offrait absolument aucun symptôme inflammatoire, la membrane muqueuse était même très-pâle, et les muscles constricteurs, ainsi que les staphylins, n'exécutaient leurs mouvemens dans l'émission des notes qu'avec beaucoup de difficulté. A ces seuls caractères je reconnus aussitôt une affection semblable à celles que j'ai signalées, et je m'empressai d'y opposer les remèdes indiqués. Je commençai le traitement par quelques bains, et puis je prescrivis le gargarisme n° 1; mais, ce qu'il y eut ici de remarquable, c'est qu'il fut impossible à la malade de prendre le gargarisme n° 2 sans éprouver dans la gorge une irritation presque insupportable. Je crus convenable alors de ne point dépasser la première dose, et je me contentai de faire prendre à madame de P.... de la tisane acidulée avec un peu d'acide sulfurique (une livre d'infusion de violettes, un scrupule d'acide sulfurique, une once de sirop capillaire, l'acide sulfurique fut porté jusqu'à un demi-gros), et de lui recommander l'exercice de la voix et le régime. Ces moyens suffirent à la guérison, qui s'effectua au commencement du mois de mai.

7e OBSERVATION.

M. le comte de Q...., beau-frère de madame la marquise de R...., dont j'ai mentionné la guérison dans mon précédent Mémoire, vint me consulter dans le courant d'avril dernier.

L'affection dont il se plaignait présentait les symptômes suivans : rougeur, gonflement et douleur à la partie supérieure du tuyau vocal, aphonie incomplète, grande difficulté et redoublement de douleur pendant l'émission de la voix; elle avait été entretenue pendant plusieurs années par la complication d'un rhumatisme chronique, qui s'était fixé spécialement sur la partie malade. Les sangsues, les vésicatoires, les différens gargarismes, les fumigations émollientes et les purgatifs ne produisirent aucun soulagement; les seules eaux du Mont-d'Or rendirent pour quelques mois la voix au malade; mais à peine de retour à Paris, il la perdit de nouveau, et éprouva des souffrances plus fortes qu'auparavant. C'est dans cet état que M. le comte Q.... se présenta chez moi.

L'inspection du gosier et des mouvemens du larynx me convainquit d'abord que la maladie avait son siége et se bornait même à la partie supérieure du tuyau vocal, puisque les muscles constricteurs du pharynx, ainsi que les muscles du voile du palais et de la langue, se contractaient difficilement. La couleur de la membrane muqueuse et la qualité des crachats sans toux me confirmèrent dans cette opinion; je recourus en conséquence aux gargarismes à dose croissante de sulfate d'alumine édulcorés avec la décoction d'orge et le sirop diacode. Je prescrivis en même temps l'emploi d'une solution d'extrait de jusquiame dans de l'alcool camphré, pour frictionner la région du cou. Je recommandai l'exercice modéré de la voix, les bains émolliens tièdes, et l'infusion de sureau afin d'activer la transpiration; enfin l'amélioration se prononça de plus en plus. Au bout de six semaines de ce traitement, je fus assez heureux pour ôter toute espèce de souffrance au malade, et pour lui faire recouvrer la voix, qui était redevenue claire, forte et parfaitement timbrée.

8e OBSERVATION.

Madame Hérold, cantatrice très-distinguée (*soprano-sfogato*), ressentait depuis quelque temps une grande difficulté à émettre les notes du second registre. Elle vint me consulter, et m'apprit qu'elle avait été autrefois traitée d'une maladie du gosier par la cautérisation. Mais, soit que cette cautérisation n'eût pas été bien faite, soit qu'elle eût été trop forte ou trop prolongée, elle n'avait pas produit d'effet salutaire. J'eus donc recours aux gargarismes; ils furent portés progressivement jusqu'au n° 12, non-seulement sans le moindre inconvénient, mais encore avec un avantage marqué de plus en plus. Pour seconder leur effet, je prescrivis à madame Hérold des bains salés, et j'employai enfin la cautérisation. Il fut aussi nécessaire d'administrer le sulfate de quinine, pour remédier à l'atonie des premières voies.

Après ce traitement, qui dura six semaines, la guérison fut complète.

Je pourrais ajouter à cette observation un fait absolument semblable que m'a présenté une seconde malade, madame de V...., et plusieurs autres analogues; mais, comme ils n'ont offert d'ailleurs aucune particularité essentielle, je m'abstiendrai d'en tracer ici l'exposé.

9e OBSERVATION *.

Madame J...., âgée de vingt-sept ans, forte et bien portante, avait ses règles au mois de janvier 1831, lorsqu'elle fut saisie par une pluie qu'elle ne put éviter pendant deux heures entières; elle éprouva aussitôt un grand refroidissement, puis une suppression de ses règles et la fièvre ; en même temps elle eut un enrouement tellement opiniâtre que, tous les symptômes inflammatoires ayant cédé aux antiphlogistiques et au régime, celui-ci persistait avec une égale intensité. La toux revenait par quintes fréquentes et douloureuses, la respiration était sifflante sans que l'auscultation pût en déterminer la cause. Vers le milieu du mois de juin, la dyspnée devint tout-à-coup tellement forte qu'elle amenait souvent des syncopes, et faisait craindre l'asphyxie.

M. le docteur Miguel, appelé auprès de la

* Cette observation m'a été communiquée par M. le docteur Miguel; j'en ai constaté moi-même le résultat pendant que la malade touchait au terme de sa guérison.

malade, lui trouva beaucoup de pâleur et le pouls très-faible. Depuis le matin madame J.... ne parlait pas, et donnait à peine quelque signe de connaissance; la respiration sifflante, la toux convulsive, une sensation de gêne et de la douleur indiquaient dans le pharynx le siége du mal.

En examinant la gorge, M. Miguel remarqua que la luette était tombante et entrait profondément dans le pharynx, les mouvemens de déglutition étaient en même temps très-fréquens; il porta sur la luette une petite pincée de poivre à l'aide d'une cuiller, et l'organe se rétracta sur-le-champ. Aussitôt la malade se dresse sur son séant, ouvre les yeux, tousse à diverses reprises, et parle pour la première fois depuis quinze heures. Cette amélioration semblait instantanée, car vers le soir les accidens se renouvelèrent, quoique avec moins d'intensité. Alors M. Miguel eut recours à la cautérisation avec le nitrate d'argent fondu, long-temps continué sur la luette. Le mieux reparut, la nuit fut bonne, le lendemain la voix était plus claire que depuis quelques mois. Une nouvelle cautérisation fut faite, et renouvelée deux ou trois fois encore à deux jours d'intervalle; dès lors plus de dyspnée, plus de toux; la voix, abolie depuis six mois, était redevenue naturelle et parfaitement timbrée, la luette avait repris son volume normal, en un mot la guérison était décisive.

10e OBSERVATION.

Mademoiselle d'H...., âgée de dix-neuf ans, et réglée à quinze, était depuis neuf mois atteinte d'une affection de gosier résultant d'une angine tonsillaire traitée par l'application de trente sangsues au cou. Ses règles, supprimées dès ce moment, avaient été remplacées par une aménorrhée mensuelle, à laquelle se joignaient des douleurs insupportables dans les reins et aux cuisses, des crampes d'estomac très-vives, des palpitations de cœur, enfin tous les signes d'une chlorose bien prononcée. La voix était nulle, et la malade ne pouvait même parler bas sans éprouver de cruelles souffrances; cependant on n'apercevait au gosier aucun caractère d'inflammation; la membrane muqueuse de cette partie était très-pâle, le voile du palais très-enfoncé, et ses muscles, de même que ceux du sommet du pharynx, étaient peu mobiles; les facultés des premières voies se faisaient assez bien, malgré une sorte de répugnance continuelle à prendre de la nourriture.

Comme je crus voir dans la chlorose la cause de la maladie, je soumis immédiatement la malade aux préparations ferrugineuses, après lui avoir prescrit un léger purgatif; en même temps je lui fis faire usage de mes gargarismes et des frictions, et je lui ordonnai de prendre tous les jours un demi-bain. Bientôt les règles reparurent à leur époque ordinaire, mais avec plus de difficulté que de coutume; elles furent très-aqueuses et ne durèrent que deux jours avec trois intermittences. Le jour suivant, au grand étonnement de la famille de mademoiselle d'H....., la voix revint, d'abord par intervalles, puis elle se développa graduellement de telle sorte qu'au bout de dix jours elle se trouva complètement rendue à son état normal. Je ne cessai point le traitement, et j'avais tout lieu d'en être satisfait, lorsque deux jours avant le retour des menstrues la voix s'éteignit de nouveau; mais ce flux étant passé, la voix revint comme la première fois, et ce fut pour ne plus s'éteindre. Je dois faire remarquer ici que les gargarismes, successivement portés jusqu'au n° 9, ont fait acquérir un tel développement à la voix de mademoiselle d'H...., qu'elle peut maintenant poursuivre sans le moindre effort deux octaves de notes laryngiennes.

11e OBSERVATION.

Une dame anglaise, âgée de vingt et un ans, venant d'accoucher à Londres, s'était rendue à Paris; habituellement constipée, elle n'allait à la garde-robe qu'en faisant usage de *blue-pills*, dont elle prenait une dose double de celle que l'on prend ordinairement. Un jour, à la suite d'un enrouement, elle perdit tout-à-fait la voix, et, quand l'époque de ses règles arriva, elle les attendit inutilement. Il y avait quatre mois que cet état maladif continuait, lorsqu'en novembre de l'année dernière elle vint me consulter.

Je remarquai d'abord chez cette dame tous les symptômes d'une atonie dans le système de la veine-porte ; je trouvai le lobe antérieur du foie très-tuméfié et douloureux sous une forte pression. Elle me déclara qu'environ dix-huit mois auparavant, à l'issue d'une fausse couche, elle avait souffert d'une grande inflammation du foie, que l'on avait traitée en Angleterre par les mercuriaux, et dont elle s'était constamment ressentie depuis cette époque. D'après ces indications, je commençai par ordonner les eaux minérales naturelles de Pullna. Les frictions avec la pommade d'Autenrieth, à la région du foie, et les bains savonneux, enfin les gargarismes rendirent, en moins de six semaines, la santé et la voix à la malade.

12e OBSERVATION.

M. G.... avait été atteint, en 1812, d'une surdité qui, étant devenue chronique, fut guérie momentanément par M. Maunoir de Genève. En 1817, M. G.... eut une maladie vénérienne dont la guérison fut assez lente;

quelques années après, nouvelle maladie des oreilles et surdité, qui persista malgré les soins habiles de M. Itard. Cependant, un séton prescrit par M. Marjolin contribua essentiellement à la guérison, qui n'eut lieu qu'au bout d'un an. Ce mal ayant reparu en 1828, M. Deleau pratiqua le cathétérisme de la trompe d'Eustache, et posa derrière les oreilles des moxas chinois, qui amenèrent enfin une guérison sûre : l'audition était parfaite. Mais alors parut un mal de gorge léger d'abord, pour lequel M. G.... se contenta d'appliquer quelques cataplasmes. Le mal devint bientôt plus intense, ensuite assez alarmant; on n'épargna ni sangsues, ni vésicatoires, ni cautère; il y eut persistance des symptômes. Dans le même temps une gonorrhée survint, et fut traitée avec un succès complet; mais la gorge était encore plus malade; l'aphonie s'était déclarée; des fumigations, des bains de vapeurs furent sans aucun effet. On pensa que peut-être la nature ferait plus que l'art, et l'on cessa toute médication pendant dix mois; ce fut sans plus de chances heureuses : il n'était survenu aucun changement à la maladie. Une remarque faite par le malade, c'est qu'en mangeant et buvant un peu plus qu'à l'ordinaire, il trouvait que sa voix reprenait un peu le dessus, et qu'il éprouvait dans la gorge la sensation d'une soupape qui s'ouvre et se referme incontinent. M. G.... faisait usage du tabac; il s'aperçut très-tard que sa gorge en était irritée davantage.

Le malade était dans cet état lorsque j'entrepris de le traiter. Les symptômes qui s'offraient au premier aspect étaient ceux-ci :

Une légère rougeur se manifestait à la membrane muqueuse et au voile du palais, vers le pharynx; ces muscles étaient très-faibles et peu développés; il y avait impossibilité d'émettre le moindre son de voix, même avec le plus grand effort. Le larynx se haussait et s'abaissait; mais les lames latérales du tyroïde, presque privées de mouvement, n'étaient susceptibles ni de rapprochement ni d'élargissement; dans les sons aigus, elles restaient continuellement écartées, comme cela a lieu ordinairement quand on aspire, ou quand on émet un son grave. Le volume extérieur du larynx et de ses dépendances était presque d'un tiers plus fort que de coutume ; il n'y avait jamais eu ni toux ni crachats sanguinolens.

La maladie ayant pour siége le larynx, et probablement pour cause une paralysie des muscles constricteurs, je n'osai trop compter sur la guérison ; les symptômes semblaient indiquer l'existence d'une hypertrophie de l'organe ; je me proposai donc de lui opposer le moyen usité en pareil cas, c'est-à-dire l'iode. Je l'administrai d'abord extérieurement en frictions, conjointement avec les eaux iodurées de M. Lugol, et plus tard en gouttes selon la formule du docteur Bréra (je l'ai souvent vue réussir dans la clinique de Padoue). Ce traitement fut scrupuleusement continué pendant plus de quatre mois ; le malade faisait usage, en même temps, de mes gargarismes, auxquels seuls il doit toute l'amélioration que j'ai pu obtenir, c'est-à-dire un peu de voix assez modulée, mais il est vrai avec quelque effort. Ce faible résultat, il faut l'attribuer bien moins, je le crois, à l'action de l'iode sur le larynx, qu'à la modification que les organes contenus dans le petit tuyau situé entre la glotte et l'isthme du gosier ont dû subir par l'effet des gargarismes. Malgré le peu de succès des moyens que j'ai tentés, je n'ai pas cru devoir abandonner mon malade : le galvanisme appliqué largement, par mon collègue le docteur Andrieux, n'a pas encore produit des résultats très-marqués; cependant, depuis son application, la voix du malade est devenue un peu plus forte et plus facile. La rougeur de la membrane muqueuse et l'aphonie sont maintenant incomplètes, et M. G..., s'il n'est tout-à-fait guéri, a du moins recouvré une partie de sa voix.

Ici se termine la série des observations que j'ai l'honneur de soumettre à l'Académie; ces observations, au nombre de douze, se rapportent toutes à des maladies de l'organe de la voix, différentes par leurs causes, leur nature, ou leurs complications, mais presque toutes identiques par leur terminaison heureuse. D'après les faits précités, il est évident que sur ces douze cas il n'en est qu'un seul où la guérison puisse être contestée; je crois donc pouvoir conclure de ces faits, d'une manière irrécusable, l'efficacité du traitement que j'emploie.

Puisse l'Académie reconnaître que mes efforts ont complètement répondu aux conseils qu'elle a bien voulu me donner. Les encouragemens que j'ai reçus d'elle ne m'ont pas moins soutenu dans mes travaux, que le vœu bien sincère de contribuer au soulagement de l'humanité.

N. B. Depuis que j'ai eu l'honneur de présenter ce Mémoire à l'Académie, j'ai eu occasion de recueillir de nouvelles observations qui m'ont paru n'être pas dépourvues d'intérêt : c'est ce qui m'engage à les mettre sous les yeux du lecteur.

Dans le précédent Mémoire, j'ai annoncé que très-souvent l'aphonie est moins une maladie essentielle qu'une dépendance d'une autre affection, dont elle est alors un symptôme. J'ai consigné en même temps dans ce travail plusieurs faits à l'appui de cette opinion ; les observations suivantes viennent lui prêter une nouvelle force.

13e OBSERVATION.

Cette observation, très-remarquable, étant une de celles qui prouvent le plus évidemment la vérité de mon assertion, que l'aphonie est, dans la plupart des cas, un symptôme de maladie, et non une maladie idiopatique, j'ai cru devoir laisser raconter par le malade lui-même ses souffrances jusqu'au moment où il s'est confié à mes soins.

Le sujet de cette observation est M. S....., âgé de quarante-huit ans, d'une très-bonne constitution.

« En 1815, dit-il, je fus attaqué d'un mal de gorge tellement violent, qu'à peine je pouvais avaler un peu de liquide; tous les remèdes convenables pour combattre cette maladie furent employés. Elle ne céda qu'à une forte application de sangsues aux pieds, qui fut suivie immédiatement d'une attaque de goutte, dont les douleurs atroces me retinrent pendant plus de deux mois au lit. Dès-lors le mal de gorge avait entièrement cessé; les années suivantes j'eus assez régulièrement une pareille attaque de goutte à supporter. En 1823, je partis pour l'Espagne, et soit l'influence de la chaleur du climat, soit l'activité extraordinaire et l'exercice constant du cheval, cette année et la suivante je fus entièrement exempt de douleurs. Je me fixai à Barcelonne dans l'année 1825; le repos me rendit mes douleurs articulaires à tel point que j'en souffrais presque constamment. A cet état se joignait alors une autre indisposition également cruelle, c'est-à-dire des maux de reins insupportables, accompagnés de coliques terribles qui ne cédèrent qu'après l'évacuation de deux petits calculs de la grosseur environ d'un petit pois. Je revins à Paris au commencement de l'année 1828, dans un état de souffrance affligeant; mes pieds étaient d'une sensibilité pénible, mes genoux enflés, et les maux de reins me reprenaient, ainsi que les coliques et les vomissemens : je rendis de nouveau quelques calculs. Des sangsues et de l'infusion de graine de lin pour boisson me rétablirent à peu près; dans le mois d'août de la même année je partis pour la Grèce. Les fatigues et les privations de toute nature me mirent bientôt dans un état déplorable.

Après un séjour d'une année dans ce malheureux pays, je revins à Paris, où les douleurs devinrent extrêmement violentes, surtout pendant la nuit, ce qui fit présumer à M. Lebreton, que je consultai alors, qu'il pouvait bien y avoir quelque reste d'une maladie de jeunesse. Il m'ordonna la magnésie à très-fortes doses et des pilules de Belloste; par suite de ce traitement mes douleurs nocturnes diminuèrent un peu, et je fus en état de partir pour les îles Baléares, d'où je fis plusieurs voyages sur la côte d'Afrique et à Alger, toujours accompagné de mes maudites douleurs, qui semblaient devenir plus aiguës par la vie de mer que j'étais obligé de mener. Enfin, à l'un de mes retours d'Afrique à Palma j'y tombai sérieusement malade d'une gastro-entérite. Un médecin de Palma, M. Rolucchi, fut obligé, pour me sauver la vie, d'employer la méthode antiphlogistique dans toute sa rigueur. A cette maladie succéda une attaque de rhumatisme articulaire, particulièrement au côté gauche de mon corps, et d'un caractère également inflammatoire. Je ne dois pas oublier de faire mention que j'eus de même à supporter différentes crises de coliques néphrétiques assez fortes pour mettre ma vie en danger, et desquelles je ne me suis trouvé soulagé qu'après avoir évacué beaucoup de gravier et de petits calculs. Quand je fus assez rétabli ponr pouvoir supporter le voyage, je revins à Paris, toujours souffrant de mes douleurs nocturnes, surtout de mon genou gauche et d'un doigt de la main gauche qui était resté enflé depuis ma dernière attaque de rhumatisme. Non-seulement je traînai ainsi pendant huit mois une existence pénible, mais je vis empirer sensiblement tous mes maux. L'organe de la voix s'éteignit peu à peu, au point de ne pouvoir plus me faire entendre; ce que j'attribuai niaisement à un rhume. A cette extinction totale de ma voix se joignait une difficulté de respiration extrême avec un bruit et un sifflement d'inspiration insupportables. Je ne pouvais pas faire vingt pas, ni monter trois marches sans m'arrêter pour reprendre haleine; le moindre mouvement, la plus petite émotion me mettaient hors de moi, me suffoquaient. Enfin, cet état devint tel que je ne pouvais plus me coucher ni dormir autrement qu'assis dans mon lit. Malgré cette cruelle position, je restai dans une parfaite indifférence sur mon sort, et je cessai de m'en occuper, tant j'étais fatigué de tous les traitemens inutiles que j'avais subis jusqu'alors. J'étais dans cette disposition d'esprit, quand quelques amis me forcèrent à appeler de nouveau un médecin. Cédant à leurs instances je fis venir M. D.... Il me fit appliquer, à plusieurs reprises, des sangsues, m'ordonna des bains de pieds, avec deux onces d'acide muriatique, le matin et le soir; je n'éprouvai aucun soulagement de ce traitement. Il voulut, en désespoir de cause, me poser un séton à la nuque et un vésicatoire. C'est alors que je me décidai à consulter le docteur Bennati. »

Voici l'état dans lequel je trouvai le malade. Prostration des forces, respiration sifflante, courte et difficile, locution monosyllabique, toux légère sans expectoration : la membrane muqueuse qui tapisse le sommet du tuyau vocal présentait en apparence les symptômes d'une légère phlegmasie, mais qui, d'après moi, n'était que le résultat de la fatigue et des efforts pour parler; pouls apirétique à 66, dicrote un peu dur, anorexie, dispepsie, constipation habituelle. On observait une tumeur très-douloureuse au genou gauche; la première phalange du *medius* de la main gauche avait deux fois son volume ordinaire; sa flexion, ainsi que celle des autres phalanges du même doigt, était impossible. Le malade s'obstinait à considérer sa maladie comme étant de nature purement arthritique, ce que la symptomatologie semblait confirmer. Je lui prescrivis aussitôt des pédiluves soir et matin avec deux gros d'acide muriatique, un gargarisme avec une décoction d'orge, une once de sirop diacode, et deux gros de sulfate d'alumine; cette dernière substance fut progressivement élevée à la dose de huit gros, par livre de véhicule; il prit des pilules d'aloës et de savon.

Le résultat de ce traitement fut une amélioration sensible dans la voix, l'apparition de sueurs copieuses, à la suite desquelles se développèrent une bosse au front et un gonflement au sternum; du reste l'état de souffrance du malade resta le même. A la vue de ces nouveaux symptômes, je n'hésitai plus à déclarer la maladie une syphilis invétérée et négligée. Je prescrivis le calomel à la dose d'un quart de grain, quatre fois par jour, d'après la méthode employée ordinairement par mon ami le docteur Davet, qui en a obtenu des résultats très-remarquables. Je prescrivis en même temps une décoction de salsepareille : le gargarisme fut continué, et les bains de pieds suspendus. Au bout de quelques semaines de ce traitement, religieusement observé, la respiration devint plus facile, le bruit et le sifflement qui l'accompagnaient cessèrent peu à peu, la voix devint plus sonore, les articulations plus flexibles et moins douloureuses, le genou se désenfla, et le doigt, dont j'avais pris la mesure, avait diminué, vers la fin du traitement, de dix à douze lignes; la bosse du front disparaissait à vue d'oeil; le malade pouvait reposer et se coucher sans éprouver les angoisses et les horribles étouffemens qu'il ressentait auparavant. Le succès le plus complet couronna ce traitement, qui dura quatre mois, et le malade assure maintenant qu'il n'a jamais joui d'une santé plus parfaite.

14e OBSERVATION.

La femme L...., âgée de trente-deux ans, portière, d'une assez bonne constitution, me fut adressée par mon ami M. le docteur Vavasseur pour une aphonie, dont elle était atteinte depuis plusieurs mois, et qui avait résisté aux moyens antiphlogistiques ainsi qu'aux révulsifs les plus puissans. Les symptômes que présentait cette maladie étaient les suivans : rougeur et gonflement de la membrane muqueuse qui tapisse le sommet du gosier; déglutition très-douloureuse, surtout lorsque la malade avalait des liquides; au larynx une douleur fixe se manifestait de temps à autre avec plus ou moins d'intensité. Cette douleur était très-vive à l'approche des règles; il s'y joignait alors une sensation d'étranglement au gosier, que j'ai désignée ailleurs, d'après les phénomènes qu'elle présente, sous le nom de *crampe du larynx*, et qu'on pourrait encore mieux spécifier sous celui de *crampe des muscles constricteurs du larynx*. L'aphonie était si complète que la malade ne pouvait émettre aucun son, même avec le plus grand effort. La fatigue et la douleur qu'elle éprouvait, lorsqu'elle voulait parler à voix basse, avaient déterminé le médecin qui la soignait à lui prescrire de renoncer à son état et de garder le silence le plus rigoureux. Interrogée sur la cause de son mal, elle l'attribuait à un enrouement négligé et à des rhumes répétés. La malade se plaignait beaucoup de l'irritation que lui causait un large vésicatoire qu'elle portait à la région cervicale antérieure. Ses pieds et ses mains étaient parfois très-froids et parfois très-chauds. Elle était tourmentée, surtout le matin, d'une toux sèche, avec impossibilité de cracher.

L'expérience de quelques années, dans le traitement de ce genre de maladie, m'a convaincu que l'aphonie, dans des cas pareils à celui qui nous occupe, n'est la plupart du temps qu'un symptôme d'une affection qui a ordinairement son siége dans le système de la veine-porte. Je me suis bien plus confirmé dans cette idée, après avoir obtenu la guérison de plusieurs aphonies chez des femmes qui accusaient les douleurs les plus vives à la gorge et au larynx, sans que j'aie pu rencontrer chez elles, au sommet du gosier, aucun des symptômes d'inflammation que l'on remarque toujours lorsque la maladie est due à une véritable phlegmasie des organes producteurs ou modificateurs de la voix. Enfin, l'heureux résultat d'une médication, sinon opposée, du moins d'une nature bien différente de celle dont on fait généralement usage dans ce genre d'affections présumées idiopathiques et inflammatoires, nous paraît devoir décider la question.

Voici le traitement que je fis suivre à la personne qui fait le sujet de cette observation.

Après l'avoir préalablement débarrassée de tous ses exutoires, j'appliquai mes soins à vaincre l'atonie des premières voies, au moyen de pilules aloëtiques légèrement purgatives, dans lesquelles je fis entrer de l'extrait de sabine pour activer autant que possible la menstruation. Ces moyens étaient combinés avec des pédiluves acidulés, au moyen de l'acide hydro-chlorique, à la dose d'un gros jusqu'à une demi-once, et par des gargarismes d'alun qui furent successivement portés d'un gros jusqu'à huit. Je prescrivis une nourriture mixte, mais plutôt animale que végétale; enfin, au lieu de recommander le silence à la malade, je l'engageai à parler deux ou trois fois par jour, un quart-d'heure ou une demi-heure chaque fois, en faisant quelque léger effort, comme si elle voulait parler à voix haute.

Déjà, le quatrième jour de ce traitement la malade éprouvait un soulagement notable, et la voix paraissait recouvrer, pendant quelques instans de la journée, plus de volume, d'intensité et de timbre. Le sixième jour elle revint, pendant quelques heures, dans toute sa force; mais, le soir, elle éprouva de nouvelles souffrances. Le lendemain, je prescrivis un pédiluve avec demi-once d'acide hydrochlorique; les gargarismes furent portés à trois gros; la malade prit deux pilules dans les vingt-quatre heures. La nuit suivante les règles parurent, et elle se trouva très-soulagée. Le jour suivant tout traitement fut suspendu, à l'exception des gargarismes; je lui recommandai de faire beaucoup d'exercice au grand air : les menstrues coulèrent régulièrement pendant cinq jours, et furent suivies d'une leucorrhée qui la fatigua pendant quelque temps. Je continuai les gargarismes à dose croissante jusqu'au n° 6. La voix avait alors atteint son timbre et son volume ordinaires; la respiration était parfaite, l'appétit et le sommeil bons. J'avertis madame L. que l'aphonie reparaîtrait probablement à l'approche du flux menstruel, et je l'engageai à reprendre alors le traitement du mois précédent, jusqu'au retour de ses règles. Ma prévision ne fut point en défaut; car, la veille de ses menstrues, surtout le soir, elle perdit tout-à-fait la voix. Cet état d'aphonie ne persista que pendant quelques heures. L'emploi des moyens précités ayant été suivi avec une religieuse persévérance, durant le mois suivant, et les gargarismes ayant été portés jusqu'au n° 8, madame L.... fut parfaitement rétablie, et, depuis ce moment, elle n'a plus ressenti aucune atteinte de la maladie pour laquelle elle était venue réclamer mes soins.

15e OBSERVATION.

Madame Th...., marchande de modes, âgée de trente-deux ans, d'une bonne constitution, éprouva, lors de sa dernière couche, des métrorrhagies très-considérables, à la suite desquelles elle devint enceinte et fit une fausse couche dans les premiers mois de sa grossesse. C'est après cet accident que madame Th.... eut à se plaindre de crampes au larynx et de douleurs vagues aux extrémités inférieures, surtout aux cuisses. Chaque mois, à l'approche de ses règles, ces douleurs augmentaient et devenaient plus fréquentes. Le sang était blanchâtre, et éprouvait des interruptions dans son cours.

La malade me fit appeler pour un mal de gorge et une extinction de voix qui persistaient depuis plusieurs mois. Le médecin, dont elle avait reçu les soins jusqu'alors, avait jugé la maladie essentielle; il avait appliqué à plusieurs reprises des sangsues à la région cervicale antérieure; des pédiluves sinapisés et des gargarismes émolliens, joints à un régime doux, composaient le traitement qu'elle avait suivi, pendant plusieurs mois, sans succès. On allait lui appliquer un vésicatoire, lorsqu'une dame de sa connaissance l'engagea à me consulter. L'inquiétude sur son état était encore augmentée par l'obligation que lui avait imposée son médecin, de garder le silence, et cependant son commerce l'obligeait à parler à toute heure du jour. Voici les symptômes que je remarquai lorsque je la vis pour la première fois : la membrane muqueuse qui tapisse le sommet du tuyau vocal présentait une couleur moins rose, et était moins humectée de mucus qu'à l'ordinaire. A ces deux signes atoniques se joignait une douleur qui se faisait surtout sentir pendant la déglutition des liquides. Cette dame éprouvait aussi de temps en temps, sans aucune cause apparente, des élancemens au larynx. Chez elle, comme chez les autres sujets affectés de cette maladie, il n'existait ni toux, ni crachats, ni autres symptômes qui eussent pu donner l'indice d'une véritable phlegmasie des voies aériennes. J'eus recours :

1°. Aux anti-spasmodiques et aux diaphorétiques, notamment aux pilules suivantes :

Extrait d'aconit napel. .	4 grains de chaque.
Fleurs de zinc. . . .	
Soufre doré d'antimoine.	2 grains.
Miel : suffisante quantité.	

Divisez en 8 pilules, à prendre 1 chaque 3 heures.

2°. Aux gargarismes d'alun à dose croissante. Je recommandai ensuite à la malade de parler rarement, mais à voix haute, sans cependant faire de trop grands efforts. Ce traitement répondit complètement à mes vues; dès le quatrième jour madame Th.... put déjà parler avec une voix bien timbrée et sans aucune souffrance. Se croyant guérie, elle abandonna, de son chef, l'usage des gargarismes, mais sans cesser celui des pilules.

Le jour suivant l'aphonie reparut, et je fus de nouveau appelé. J'engageai la malade à reprendre le gargarisme; la voix revint le jour suivant.

Le lendemain de l'apparition des règles, l'aphonie ayant recommencé, mais plus caractérisée que jamais, avec des douleurs très-vives au larynx, je crus devoir porter jusqu'à trois gros la dose d'alun, que j'élevai ensuite à quatre gros en suspendant l'usage des pilules et recommandant à la malade de faire beaucoup d'exercice, sans trop se fatiguer. Les menstrues coulèrent assez régulièrement les deux premiers jours. La nuit du lendemain elles s'arrêtèrent pour paraître de nouveau le jour suivant. Elles furent suivies d'une leucorrhée qui dura pendant plusieurs jours, et qui fut guérie par des bains froids. La voix était, à cette époque, dans son plus beau timbre. Madame Th.... continua le gargarisme n° 4 encore deux semaines, et, à l'approche de la nouvelle période, je lui fis prendre tous les soirs, avant de se coucher, des pédiluves acidulés, avec l'acide hydrochlorique. Ce médicament fut porté graduellement d'un gros à une once pour chaque bain. Lors des menstrues du mois suivant, madame Th.... n'eut à souffrir que d'un léger enrouement. Je persistai dans le même traitement pendant trois semaines; à la menstruation qui suivit, elle n'éprouva aucune indisposition; depuis lors, elle continue à jouir de la meilleure santé.

16e OBSERVATION.

Mme H...., demeurant à Abbeville, d'une constitution pléthorique, âgée de 40 ans, fut atteinte, il y a près de deux ans, d'un rhume accompagné d'une toux spasmodique très-fatigante qui fut suivie d'une aphonie.

Cet état maladif fut entretenu par le chagrin que lui causa la perte de son mari et de sa mère. Il est bon de faire observer que cette dame avait eu à souffrir précédemment, pendant cinq ou six ans, d'une névralgie qui s'était fixée à la tête, et d'un ptyalisme très-incommode accompagné de frissons semblables à ceux qui constituent la période du froid dans les fièvres intermittentes. Une simple application de sangsues sur les gencives suffisait toujours pour calmer instantanément les douleurs; la guérison de cette maladie fut même obtenue par la persévérance dans l'emploi de ce moyen. Peu de temps après son entier rétablissement, il lui était survenu une hépatite suivie d'ictère et de ptyalisme, qui fut combattue avec succès par les moyens ordinaires.

En novembre 1831, l'aphonie et la toux spasmodique s'étaient considérablement augmentées. L'ensemble des symptômes, notamment le râle muqueux et une douleur assez vive fixée à la région sternale, faisant soupçonner l'existence d'une bronchite chronique, le médecin de madame H... l'engagea à venir à Paris pour me consulter sur cette opiniâtre maladie qui avait résisté à la méthode antiphlogistique la plus rigoureuse, notamment aux saignées du bras plusieurs fois répétées.

Voici l'état dans lequel je trouvai la malade : aphonie complète ; toux spasmodique accompagnée d'une espèce de mugissement au moment de l'inspiration ; la partie superieure du tuyau vocal examinée, dans les instans de calme, semblait frappée de paralysie, car tous les efforts de la malade pour émettre des sons ne pouvaient parvenir à rapprocher les piliers du gosier, rapprochement indispensable surtout dans l'émission des sons aigus. La luette, au lieu de garder sa position perpendiculaire, était un peu repliée sur elle-même, et regardait le côté gauche (*V*. Pl. III, fig. 3). D'après la difficulté du mécanisme de ces parties, il paraissait que les péristaphylins, les stylo-hyoïdiens, les stylo-pharyngiens, le constricteur supérieur du pharynx, etc., sympathiquement avec le tyro-arythénoïdien, étaient partiellement paralysés au point d'empêcher la phonation. La muqueuse pharyngo-laryngienne était légèrement gonflée et rougeâtre; la déglutition, et principalement celle des liquides, quoique non douloureuse, était très-difficile ; des palpitations de cœur étaient assez fréquentes, et l'expectoration nulle. Du reste, l'examen scrupuleux de la poitrine par la percussion et l'auscultation, ne présentait aucun résultat qui pût faire craindre une affection grave des organes renfermés dans le thorax. Les fonctions des premières voies s'exerçaient d'une manière assez normale, malgré une constipation habituelle, et quoique le lobe antérieur du foie fût volumineux et sensible à la pression.

Cette maladie, d'un diagnostic difficile, unique pour moi par l'ensemble de ses symptômes vocaux, me parut cependant devoir être attribuée à un engorgement veineux des organes abdominaux ; je débutai par le tartre stibié à dose vomitive pour détruire la turgescence supérieure et réveiller l'action du foie ; je donnai la préférence à cette préparation antimoniale à cause de son action éméto-cathartique et déprimante. A la suite d'un vomissement bilieux très-abondant, la voix reparut sur-le-champ, et, avec elle, le mécanisme ordinaire de la partie supérieure du tuyau vocal que l'on observe dans l'émission des différens sons ; la luette seule avait conservé sa déviation (*V.* Pl. III, fig. 4), quoiqu'elle se contractât au point de disparaître tout-à-fait dans les sons sur-laryngiens et les cris perçans. Je me félicitais déjà de ce succès, aussi prompt qu'inespéré, lorsque le retour de l'aphonie vint mettre fin à ma joie prématurée; après un jour de repos, nouveau vomitif suivi du même résultat; la malade put parler pendant deux jours; troisième vomitif: effet nul; je laissai reposer la malade pendant huit jours.

Après m'être enquis plus amplement comment fonctionnait l'utérus, dont personne n'ignore l'action sympathique sur l'organe de la voix, j'appris que madame H...., quoique bien réglée, souffrait quelques légers élancemens à la matrice, pendant plusieurs jours, après la cessation de ses règles. L'exploration ne présenta cependant rien de remarquable ni sous le rapport de la forme, du volume et de la position, ni sous celui de la sensibilité de la matrice. Je prescrivis des pilules aloëtiques avec l'extrait de sabine et mes gargarismes à doses croissantes. L'effet de cette médication fut d'avancer de quelques jours l'apparition des menstrues, et de les rendre plus abondantes ; le retour de la voix, pendant toute leur durée, fixa mon attention ; je cherchai à imiter le procédé de la nature en faisant appliquer des sangsues aux cuisses : augmentation de l'aphonie pendant deux jours ; le troisième la malade vint me voir jouissant de toute l'intégrité de sa voix ; les mouvemens des muscles vocaux s'exécutaient avec une entière liberté ; mais, à la suite de l'émission de quelques sons aigus, la voix disparut de nouveau. Cependant l'ingestion d'un verre d'eau glacée et quelques instans de repos la rappelèrent jusqu'à ce qu'un accès de toux étant survenu, elle disparut de nouveau pour ne plus reparaître. Reprise des pilules et des gargarismes : même phénomène que précédemment au retour des règles ; je prescrivis une seconde application de sangsues qui détermina l'apparition d'un érysipèle sur les deux cuisses. A dater de ce moment la voix revint, la toux cessa, la douleur sternale se dissipa, et, après un mois d'expectation, je renvoyai la malade chez elle radicalement guérie.

Il est bien difficile de donner une explication satisfaisante des phénomènes que nous venons de relater, et de la véritable manière d'agir des moyens que nous avons empruntés à la thérapeutique pour vaincre la ténacité de cette maladie; cependant, si nous recherchons la cause probable de cette affection, nous croyons la trouver dans un engorgement de cette partie de la veine-porte qui se distribue dans l'organe utérin. Ce qui semblerait confirmer cette idée, c'est la réapparition de la voix et la suspension des effets sympathiques sur les organes auxquels cette fonction est attribuée, dès que les règles coulent. Aussi n'est-ce qu'après avoir rétabli un équilibre parfait dans la circulation veineuse des organes contenus dans l'abdomen que nous avons vu les accidens disparaître pour ne plus se reproduire.

D'après les quatre observations qui précèdent, on pourrait m'objecter, avec quelque apparence de raison, que l'emploi des gargarismes, dans la cure d'une affection que je regarde comme sympathique, est anti-rationnel. Je préviendrai toute observation à cet égard, en déclarant que ma conduite, dans ce cas, est dictée par l'expérience qui m'a constamment démontré l'utilité de ces gargarismes comme moyen *palliatif* et *adjuvant*, au point que les malades eux-mêmes, lorsqu'ils en ont une fois fait usage, y reviennent de leur propre mouvement, à cause du soulagement qu'ils en ont obtenu. Je le répète donc, ce n'est que comme adjuvant et non comme spécifique que j'emploie les gargarismes astringens, quoique *ce moyen seul*, *dans les affections accidentelles et purement idiopathiques de la membrane pharingo-laryngienne*, m'ait réussi bien souvent pour obtenir une guérison complète, comme on le verra par les observations suivantes.

17e OBSERVATION.

Une basse-taille, M. G., premier choriste de l'Opéra, âgé de vingt-huit ans, d'une assez bonne constitution, vint me consulter, au commencement du mois de juillet de cette année, pour une aphonie qui durait depuis plusieurs années, et qui était due à une simple atonie des organes modificateurs de la voix, notamment au relâchement du palato-staphylin et de la membrane muqueuse qui tapisse le sommet du gosier. Aucun autre symptôme ne pouvant faire regarder cette affection comme sympathique, j'eus recours aux gargarismes de sulfate d'alumine et à un régime tonique, joint à l'exercice modéré de la voix. Après cinq jours de ce traitement, l'amélioration fut si sensible, que le malade lui-même en était étonné. Il n'avait fait encore usage que du gargarisme n° 2. L'emploi de celui qui est désigné n° 3 lui rendit, en peu de jours, la voix aussi sonore et aussi étendue qu'elle l'était avant son affection.

18e OBSERVATION.

Montblanc, crieur de profession, âgé de trente-quatre ans, d'une constitution pléthorique, fut atteint, dans les derniers jours de juillet, d'une aphonie telle qu'elle ne lui permettait même pas de se faire entendre à voix basse. Voici les symptômes que cet individu présentait : rougeur et gonflement de la membrane muqueuse qui tapisse le sommet du gosier, dont les piliers, principalement les amygdales, étaient tellement tuméfiés, qu'ils se touchaient. La luette était également tuméfiée et prolongée; la déglutition, surtout celle des liquides, était des plus douloureuses. Un officier de santé, consulté par le malade, lui avait ordonné l'application immédiate des sangsues au cou, et, en cas de non succès, une saignée de trois palettes. Montblanc, qui ne pouvait plus exercer son état, était pressé de guérir; il demandait les moyens les plus expéditifs : je lui prescrivis le gargarisme n° 1, en lui recommandant de se gargariser une fois par heure. Le lendemain, la tuméfaction des parties malades, ainsi que la douleur, étaient sensiblement diminuées; mais l'aphonie persistait au même degré. Je recourus alors au gargarisme n° 2, dont il devait se servir toutes les deux heures. Le jour suivant il n'y avait plus de douleur; le gonflement était presque nul : il ne restait qu'une légère rougeur à la membrane muqueuse; la voix était rauque, mais assez bien timbrée; le malade pouvait parler sans effort et sans gêne. Quelques jours après, le gargarisme n° 3 compléta la guérison.

19e OBSERVATION.

A la suite d'un refroidissement, M. Al...., choriste du Théâtre-Italien, fut pris d'une aphonie qui, bien qu'avec des symptômes moins graves que ceux rapportés dans la précédente observation, n'en était pas moins incommode et surtout inquiétante pour le malade. L'emploi du seul gargarisme n° 1 rendit en moins de vingt-quatre heures M. Al..... à son état primitif.

La guérison de madame Malibran, dont j'ai parlé dans mon premier Mémoire sur les maladies de l'organe de la voix ; celle de madame de V...., ainsi que plusieurs autres de même nature, prouvent jusqu'à l'évidence que l'aphonie, due à l'*altération idiopathique et accidentelle* de la membrane pharingo-laryngienne, est toujours guérie par l'emploi des gargarismes précités.

Nous venons de présenter à nos lecteurs la somme des observations qui servent de fondement à la théorie et à la médication que nous avons cherché à établir. Nous eussions pu y en ajouter de nouvelles ; mais, comme elles ne seraient que la répétition de celles que nous venons d'exposer, nous avons cru devoir les supprimer. Ainsi que nous l'avons annoncé dans notre avant-propos, nous allons terminer la troisième partie de cet ouvrage par l'observation suivante, qui, outre l'intérêt qu'elle offre, se rattache en même temps à la physiologie et à la pathologie de la voix.

Fistule pharyngo-laryngienne, à la suite d'une blessure au cou.

Cette curieuse observation accompagnée des expériences que j'ai entreprises sur l'individu qui en est l'objet, de concert avec MM. Savart et Cagniard de la Tour, ainsi que les opérations faites par MM. Dupuytren et Velpeau, ont donné lieu à une note que j'ai insérée dans *la Lancette* du 24 novembre 1831, à une leçon spéciale de M. Dupuytren, à un Mémoire lu à l'Académie royale des Sciences par M. Velpeau, enfin à un rapport fait sur ce Mémoire par M. le baron Larrey.

Dans le numéro de *la Lancette* du 20 octobre 1831, en parlant de cette observation, M. le rédacteur avait fait pressentir que de nouvelles expériences seraient faites pour constater si la fistule communiquait seulement dans le larynx, ou si la communication s'étendait au pharynx. Nous ne nous attendions pas à cette époque, ajoute M. le rédacteur, que ce cas déjà fort intéressant le deviendrait davantage par les expériences de trois physiologistes distingués qui se sont occupés d'une manière spéciale des organes de la voix. Nous allons donc aujourd'hui publier, avec l'historique de la maladie et de l'opération, le résumé tant des expériences faites par M. Dupuytren, que de celles qui ont été faites après lui, par MM. Bennati, Savart et Cagniard de la Tour; nous devons ce résumé très-exact à l'obligeance de M. Bennati lui-même.

» Philibert Colot, âgé de vingt-trois ans, né en Belgique, exerçait la profession de tanneur; à la suite de quelques chagrins violens, il devint tout-à-coup triste, silencieux. Enfin sa mélancolie augmenta au point de le porter à se couper la gorge il y a environ six mois. On se souvient qu'à son arrivée à l'Hôtel-Dieu, il avait voulu cacher cette circonstance, et qu'il attribuait sa blessure à l'ingestion de pommes-de-terre qui s'étaient arrêtées au gosier, pour l'enlèvement desquelles un chirurgien avait jugé à propos de lui faire au cou une incision de quatre pouces d'étendue en travers! L'absurdité de ce conte ayant été reconnue, Colot fut obligé d'avouer la vérité. Lui-même, avec un couteau, s'était fait cette plaie qui occasiona une forte hémorragie. Un chirurgien appelé pour y remédier comprima le point d'où venait le sang qui s'arrêta; aucune ligature ne fut nécessaire; la réunion fut tentée, et les lèvres de la plaie furent rapprochées transversalement et maintenues par quatre ou cinq points de suture.

» Au bout de huit jours, la cicatrisation régulièrement terminée aux deux extrémités de la plaie, n'avait pas eu lieu à la partie moyenne; il resta une ouverture qui pouvait admettre l'extrémité du petit doigt.

» Cet accident fâcheux occasiona une suppuration de trois mois de durée ; l'ouverture, pendant ce temps, se rétrécit d'un tiers environ ; mais la suppuration étant tarie, la cicatrice s'étant faite isolément sur le pourtour, il n'y eut, comme de raison, depuis ce temps aucun progrès ; l'ouverture resta la même.

» A l'entrée du malade à l'Hôtel-Dieu, cette ouverture était irrégulièrement arrondie, et de deux ou trois lignes de diamètre ; longtemps elle avait donné passage aux alimens et aux boissons ; aujourd'hui elle ne donne issue aux boissons que lorsque la tête est portée en arrière.

» La déglutition qui se fait parfaitement lorsque le malade a la tête penchée sur la poitrine, car alors l'ouverture est fermée, ne peut plus se faire quand il la porte en arrière, et les boissons jaillissent par la fistule à deux ou trois pas de distance.

» L'ouverture est, ainsi que nous l'avons dit le 20 octobre, située à la partie moyenne du cou entre le cartilage thyroïde et l'os hyoïde ; la cicatrice des parties latérales se prolonge de droite à gauche.

» Du reste, pour constater le siége précis

de la fistule et des parties qui ont dû être intéressées, M. Dupuytren a fait apporter un cadavre, et, avec un couteau à lame droite, a coupé la partie antérieure du col à l'endroit même où le malade s'était blessé. Il est résulté de cette expérience la séparation de l'os hyoïde et du cartilage thyroïde; une portion de la surface du cartilage thyroïde du côté droit a été entamée par suite de la direction du couteau. M. Dupuytren s'est demandé alors si la blessure de Collot a dû avoir le même résultat, rapport difficile à établir;

» 1°. Parce qu'ici l'on agissait sur un cadavre privé des facultés ordinaires d'élasticité et de résistance.

» 2°. Parce qu'il nous paraît rationnel d'admettre que, dans toute tentative pareille de suicide, le larynx se porte en haut par les mouvemens involontaires des muscles de l'os hyoïde du pharynx et de la langue, de telle sorte que le cartilage thyroïde doit se rapprocher par ce mécanisme de l'os hyoïde. Cependant l'expulsion continuelle du pus par la blessure pendant trois mois, la douleur que ressentait le malade à la région supérieure du col et précisément au niveau de l'épiglotte, la sortie par la blessure des alimens dans les premiers jours de l'accident, phénomène qui a cessé progressivement à mesure que la guérison s'est opérée, sont des raisons suffisantes pour croire que l'instrument a probablement fendu une partie de l'épiglotte au côté droit de sa base. Quoi qu'il en soit, il est positif (au moins le malade l'affirme) que depuis trois mois l'ouverture de la plaie est restée stationnaire; tandis que pendant les trois premiers mois elle s'était rétrécie au moins de la moitié du diamètre qu'elle présente maintenant.

» M. Dupuytren passe ensuite à l'examen du malade; voici les phénomènes qu'il a observés :

» La tête renversée en arrière sur le dos laissait apercevoir une cicatrice telle que nous l'avons indiquée. Le malade, interrogé dans cette position, répondait avec une voix sifflante et un timbre tout particulier. Ce résultat était encore plus frappant lorsqu'on engageait le malade, aussitôt après cette expérience, à fléchir la tête sur la poitrine, et à prononcer quelques mots, son nom par exemple. L'articulation des deux mots Philibert lorsque la tête était renversée, et Colot, lorsqu'elle était portée vers le sternum, provoquait par la différence du timbre le rire de l'auditoire. Il est donc résulté de cette expérience que l'organe de la voix, ainsi que celui de la parole, ne furent nullement altérés dans leurs propriétés après la blessure. Il n'y avait donc, ajoute M. le rédacteur, altération que dans le timbre de la voix, au moins en ce qui regarde cet organe; ce sujet devait intéresser particulièrement M. Bennati à cause des idées qu'il a émises dans son *Mémoire sur le mécanisme de la voix humaine pendant le chant.* Il demanda à M. Dupuytren qu'il eût l'obligeance d'ajourner l'opération qui d'ailleurs n'était pas urgente. Ce chirurgien y consentit volontiers, et M. Bennati put procéder à ses expériences, se proposant de connaître quel serait le résultat de l'émission de la voix, en appliquant sur l'ouverture de la plaie un tube de dix à douze pouces de largeur, d'une forme cylindrique et un peu recourbée comme une corne; c'était pour remplacer en quelque sorte la partie supérieure du tuyau vocal qui existe entre la glotte et la bouche, et renforcer consécutivement les sons ainsi que le timbre de la voix. Maintenant nous laisserons à ce médecin le soin d'exposer le résultat de ces expériences faites, comme nous l'avons déjà dit, de concert avec MM. Savart et Cagniard de la Tour. »

Résultat des expériences qui ont été faites à l'Hôtel-Dieu sur Philibert Colot, par M. Bennati.

Il résulte de ces expériences :

1°. Que la partie supérieure du tuyau vocal qui existe entre la glotte et la bouche sert à renforcer les sons d'une manière très-remarquable.

2°. Que les sons graves ont plus d'éclat que les sons aigus. Que les sons que j'ai appelés *surlaryngiens*, ainsi que le *cri éclatant*, sont absolument impossibles, surtout lorsque la tête est renversée. Le malade affirme avoir pu émettre des sons plus aigus avant son accident.

Ces derniers faits constatent l'importance du jeu de la partie supérieure du tuyau vocal, notamment dans l'émission des notes surlaryngiennes.

3°. Que le sifflement de la bouche que nous

croyions d'abord impossible lorsque la tête est renversée, a pu être exécuté par le malade après s'y être exercé. Il est cependant essentiel de remarquer que ce sifflement a donné proportionnellement le même résultat que l'émission de la voix brute, c'est-à-dire, qu'il a été renforcé d'une manière très-sensible lorsque le malade sifflant avec la tête renversée et le trou ouvert, on a bouché le trou avec le doigt.

4°. Que le bruissement est une partie constituante du son vocal, puisque de quelque manière que le son soit renforcé par l'application du *porte-voix* sur l'ouverture, ce bruissement reste toujours plus ou moins sensible et ne disparaît que lorsque le trou est bouché avec le doigt, ou de toute autre manière. Ce qui indiquerait que les parties supérieures à la glotte servent, dans la modulation de la voix, à faire disparaître le bruissement et à constituer le timbre.

5°. Lorsque le malade souffle simplement par le trou il ne se produit pas de bruit sensible, ce qui autorise à penser que le bruissement dont nous avons parlé ne résulte pas des chocs de l'air sur les bords de la plaie, mais de la constitution *sui generis* de l'organe vocal.

Du reste le bruit du souffle se renforce d'une manière très-marquée par l'application du *porte-voix* sur le trou, et plus sensiblement encore peut-être que par la modification naturelle qui s'opère par la partie supérieure du tuyau vocal.

6°. L'introduction d'une sonde de gomme élastique dans le trou, sous plusieurs directions, a détruit les vibrations des organes vocaux et causé de la toux, ce qui a empêché de pousser plus loin ces dernières recherches.

7°. Que le malade a pu avaler de l'eau par l'ouverture de la fistule. Il est vrai que d'abord cette expérience, faite peut-être un peu précipitamment, a déterminé de la toux; c'était aussi probablement parce que nous avions ingéré un peu trop de liquide à la fois; mais lorsqu'ensuite nous en avons diminué la quantité, le même accident ne s'est plus reproduit, et le malade a pu avaler aisément, sans tousser.

Il est bien de noter que lorsque nous avons fait boire de l'eau au malade avec la tête renversée, il put avaler seulement une portion de liquide ; l'autre étant rejetée violemment par l'ouverture fistuleuse avec une espèce de sifflement comme cela a lieu lorsqu'une grande quantité de liquide est forcée de traverser une ouverture étroite et à parois inégales. Ce phénomène est dû à l'action de deux puissances opposées qui agissent en même temps et avec violence l'une contre l'autre, c'est-à-dire à la contraction simultanée des muscles qui composent l'isthme du gosier et de ceux qui portent l'os hyoïde et le larynx en haut.

Cette expérience vient à l'appui de l'opinion des physiologistes qui pensent que l'épiglotte n'a pas pour but de s'opposer à l'introduction des alimens et des boissons dans le larynx et la trachée. En effet, dans le cas qui nous occupe, la blessure est au-dessous de l'épiglotte.

Le même fait pourrait encore prouver que la déglutition, du moins celle des liquides, est possible sans le secours des muscles de l'isthme du gosier.

8°. Que le sifflement de la bouche était impossible lorsqu'on interpose une sonde dans le trou ; cela prouvait que le larynx contribue dans son mécanisme au sifflement de la bouche.

9°. Que l'application d'une bouteille sur le trou a modifié le timbre de la même manière que si la bouteille avait été appliquée à la bouche pendant l'émission d'un son.

Il est très-important de faire remarquer que le résultat des expériences que nous venons d'énoncer soit pour prouver les lois du renforcement ou le but de la partie supérieure du tuyau vocal pendant l'émission des différens sons, ne peut être concluante qu'en partie, puisque *l'étrécissure* du trou d'un côté, et de l'autre le jeu simultané des muscles de l'os hyoïde, des constricteurs supérieurs du pharynx, des staphylins, de la langue, etc., qui s'opèrent en même temps que l'émission de la voix par le trou, doivent essentiellement influer sur le résultat des expériences que nous nous proposions d'obtenir, et que nous avons en partie obtenues.

Opération faite à l'Hôtel-Dieu sur Colot, par le baron Dupuytren.

Le cas que nous venons d'exposer nous a paru si curieux et si rare, que nous avons cru devoir prendre le dessin de la fistule du malade avant l'opération, afin de le comparer ensuite à l'état dans lequel se trouverait cette partie après la guérison. C'est ce dessin qu'on voit représenté dans la planche III, fig. 1re.

Nous avons dit que M. Dupuytren se proposait de tenter la réunion de cette plaie en ravivant les bords et les rapprochant, non en travers, car alors le moindre mouvement que le malade ferait avec la tête tendrait à les écarter, et plus tard à déchirer la cicatrice, mais parallèlement à l'axe du corps, et de manière que les lèvres ne fussent point exposées à aucun tiraillement. En conséquence, le malade fut couché sur le dos, la tête renversée en arrière; chaque lèvre de la fistule fut saisie avec des pinces et ravivée, puis détachée des parties auxquelles elle adhérait jusqu'à deux ou trois lignes du bord ravivé, en ayant soin d'enlever avec elle le plus de tissu cellulaire possible; l'adhérence était telle du côté droit que, malgré cette dissection, la lèvre de ce côté céda à peine et qu'il fallut alors détacher un peu plus la lèvre gauche afin qu'elle prêtât davantage et suppléât à ce défaut d'extension.

Fort peu de sang coula pendant ces premiers temps de l'opération ; on eut soin de l'éponger à mesure ; le malade fut très-docile et éprouva à peine deux ou trois fois le besoin de tousser. Dès-lors le rapprochement parut devoir s'effectuer aisément et complètement ; mais il s'agissait de s'opposer à l'issue de l'air, et la suture entortillée, seul moyen efficace d'y mettre obstacle, fut pratiquée sur quatre aiguilles à bec de lièvre, avec lesquelles on traverse successivement l'une et l'autre lèvre, en commençant par la partie inférieure.

Cette dernière partie de l'opération terminée, le rapprochement fut complet, le malade recouvra le libre usage de la parole, et articula parfaitement les sons. Un linge troué enduit de cérat fut placé sur la plaie, et pardessus des compresses, et un bandage roulé autour du cou ; on lui recommanda de garder le silence, de tenir la tête fléchie sur la poitrine ; on la maintint même dans cette position par un bandage convenable, et M. Dupuytren fut d'avis que, si la gangrène ne s'emparait pas de la peau disséquée, il était à présumer que la fistule serait oblitérée par la réunion des lèvres de la plaie.

Trente-quatre heures après, l'appareil tomba; M. Dupuytren ordonna d'y obvier au moyen de bandelettes agglutinatives et d'un appareil de flexion; la plus grande tranquillité et tous les moyens précités furent encore plus rigoureusement conseillés au malade. Celui-ci, en proie aux plus vives inquiétudes, retarda ainsi les progrès bienfaisans de la cicatrisation. M. Dupuytren s'était décidé à pratiquer une nouvelle opération qui consistait à emprunter aux tégumens voisins une portion de peau pour boucher l'ouverture dont les bords eussent été rafraîchis. Nous empruntons à *la Lancette* (20 octobre 1831) ce que proposait cet habile chirurgien.

Deux moyens de guérison, disait-il, sont applicables à ce cas; on peut 1º ou inciser la peau perpendiculairement à sa surface, et sur les bords de l'ouverture, puis la détacher jusqu'à deux ou trois lignes de distance, et par ce moyen faciliter le rapprochement des lèvres de la plaie par des points de suture; 2º ou bien, selon le procédé de *Dieffenbach*, pour la restauration des parties séparées du corps, emprunter aux tégumens voisins une partie de peau suffisante pour boucher l'ouverture dont les bords seraient rafraîchis. M. Dupuytren s'en tint d'abord au premier de ces procédés comme on vient de le voir; il se proposait de revenir au second en cas d'insuccès. C'est cette opération, déjà conseillée par cet honorable chirurgien, qui a été exécutée ensuite avec succès à la Pitié, par M. Velpeau. M. Dupuytren crut devoir tenter en premier lieu l'opération précitée, parce qu'il avait déjà devers lui un fait assez curieux tiré de sa pratique privée; le voici :

Un jeune homme, natif d'Arras, vint, il y a deux ans, consulter ce chirurgien pour un gonflement considérable qu'il portait à l'os maxillaire inférieur gauche avec ouvertures fistuleuses à l'intérieur de la bouche, fistules conduisant à des parties d'os nécrosées, que le stylet fit reconnaître mobiles. On fendit largement la gencive, et au moyen du doigt qui put alors être introduit il sentit les parties osseuses mobiles; elles furent extraites en assez grand nombre avec des pinces; le malade voulut partir promptement, l'on crut qu'il guérirait chez lui.

Il revint, il y a six mois, avec de nouvelles esquilles. L'ouverture de la bouche fut agrandie; on en pratiqua une seconde en dehors sur la base de l'os maxillaire; en huit jours deux onces de tissu osseux récemment ou anciennement nécrosé furent extraites, et cependant le malade n'était pas guéri. Depuis quelques jours il est revenu pour la troisième fois; on a fait le long de la base de l'os maxillaire une ouverture de deux ou trois pouces de largeur sur un ou deux de hauteur; l'indicateur a pu traverser de l'extérieur dans la bouche, et de la bouche à l'extérieur; sous les bords de la peau on sentait un cercle osseux formant bourrelet; deux incisions semi-elliptiques, l'une supérieure, l'autre inférieure, ont été faites sur les bords de l'ouverture, *perpendiculairement à la peau*, puis on a disséqué celle-ci; les lèvres ont été traversées avec des aiguilles à bec de lièvre et rapprochées de manière à ce qu'aucune communication ne subsiste : M. Dupuytren assure que le malade est complètement guéri.

Ce fait nous ayant écarté des détails de l'opération de Colot, nous allons y revenir.

Colot fut condamné à la diète pour quelques désordres intérieurs auxquels il s'était livré, puis renvoyé de l'hôpital. Il s'y représenta quelque temps après, mais on ne voulut pas l'y recevoir ; enfin, quinze jours après, on l'admit à la Pitié où cette opération, conseillée par M. Dupuytren, fut pratiquée par M. Velpeau, et présentée par ce dernier à l'Académie royale des Sciences dans sa séance du 18 juin 1832. Nous allons rapporter ici l'exposé de cette opération dans tous ses détails ; quant aux répétitions qu'on pourra y remarquer, nous avons cru ne pas devoir les supprimer afin de n'avoir rien à changer au travail de ce chirurgien.

Fistule laryngienne traitée avec succès au moyen d'une opération nouvelle.

« Le malade dont je vais entretenir un moment l'Académie, a déjà fixé l'attention de plusieurs savans. La chirurgie et la physiologie s'étant associées pour quelques expériences auxquelles la blessure semblait devoir se prêter, il en fut question l'année dernière dans plusieurs journaux. Agé de vingt-quatre ans, bien constitué, tanneur, né en Belgique, habitant la France depuis long-temps, voulant se suicider au mois de mars 1831, P. Colot crut accomplir son dessein en se coupant la gorge avec un couteau. Tombé sans voix et baigné dans son sang, il reçut bientôt après les soins d'un chirurgien qui mit fin à l'hémorragie, et tenta de réunir la plaie à l'aide de plusieurs points de suture. L'agglutination ne s'en effectua que vers les extrémités, et une ouverture susceptible d'admettre l'extrémité du doigt resta dans le centre de cette solution de continuité, qui n'avait pas d'abord moins de trois pouces d'étendue. Après trois mois de suppuration, les bords qui s'étaient encore rétrécis d'un tiers, ont fini par se cicatriser isolément. Depuis lors, les dimensions n'ont plus varié.

» Entré à l'Hôtel-Dieu de Paris vers le milieu d'octobre 1831, et confié aux soins de M. Dupuytren, Colot, honteux de son action, sans doute, soutint d'abord que des pommes de terre avalées gloutonnement, et qui s'étaient arrêtées dans le gosier, au point de faire craindre la suffocation, avaient porté un chirurgien à lui pratiquer dans ce point une incision que rien n'avait pu guérir;

mais pressé de dire la vérité, et voyant que son invention ne réussissait pas, il avoua le fait tel que je viens de le mentionner. Ayant eu connaissance de son séjour dans un établissement public, M. Bennati saisit l'occasion de ce malade pour mettre à l'épreuve les idées qu'il venait d'avancer, et pria M. Dupuytren de lui laisser faire quelques expériences sur la voix, de concert avec MM. Savart et Cagniard de la Tour. Étranger à ces expériences, je ne puis ni ne dois en parler, leur résultat devant d'ailleurs être publié par M. Bennati lui-même.

» Pour fermer la fistule dont il s'agit, après un mois environ d'essais physiologiques, M. Dupuytren en disséqua les bords dans l'étendue de trois à quatre lignes latéralement, les aviva parallèlement à l'axe des coups, les rapprocha et les maintint ensuite en contact à l'aide de quatre points de suture entortillés; la réunion n'en fut pas obtenue; à la levée de l'appareil, on vit que les aiguilles, qui tombèrent toutes avec les linges, avaient coupé les tissus. Néanmoins, la plaie étant devenue rouge et celluleuse, on put croire qu'en tenant la tête immobile et fortement fléchie sur la poitrine, on parviendrait à la cicatriser. Cette attente fut encore trompée, et Colot sortit de l'hôpital dans le but d'aller demander d'autres avis *.

» Ce n'est qu'après s'être présenté aux diverses consultations publiques, qu'il vint à la Pitié le 1er février 1832. Sa plaie, calleuse, entourée d'une cicatrice dure, inextensible, permettait aisément l'introduction du petit doigt. Elle occupait la ligne médiane un peu plus à droite qu'à gauche, et avait son siége entre l'os hyoïde et le cartilage thyroïde. Le malade la tenait habituellement fermée par un bouchon de charpie. La salive et les mucosités bronchiques ainsi que les alimens et les boissons, s'en échappaient sans discontinuer, à moins que la tête ne fût abaissée.

* M. Velpeau a été très-mal informé; le malade ne sortit point de l'Hôtel-Dieu pour aller demander d'autres avis. La célébrité si justement méritée dont jouit M. Dupuytren eût dû le tenir en garde contre une assertion si inconsidérée; Colot, comme nous l'avons déjà dit pag. 130, ne sortit de cet hôpital que parce qu'il en fut chassé pour inconduite, et il ne se rendit à la Pitié que parce qu'on refusa de le recevoir à l'Hôtel-Dieu où il s'était présenté une seconde fois.

Dans cette position il pouvait parler, quoique d'une voix rauque et saccadée ; mais son menton n'avait pas plutôt abandonné la poitrine, qu'il cessait de pouvoir se faire entendre, et les sons arrivaient à peine formés jusque dans le larynx.

» Nul doute que cette plaie ne communiquât tout à la fois avec le larynx et avec l'arrière-bouche. J'en acquis la preuve mathématique en portant l'indicateur gauche par la bouche jusqu'à l'entrée des voies respiratoires pendant que, de la main droite, j'introduisais un tube de gomme élastique par la fistule. Alors, en effet, je reconnus que l'épiglotte, relevée vers la base de la langue, un peu renversée à gauche, avait été détachée du cartilage thyroïde dans toute la moitié droite de sa racine, et qu'il était également facile, en arrivant du dehors, d'entrer dans la glotte ou dans le gosier. Cet homme ne nous ayant pas dit être entré à l'Hôtel-Dieu, j'étais sur le point de le soumettre à l'opération qu'il avait déjà subie, lorsqu'un élève le reconnut à la Pitié, et me fit part de ce qui s'était passé, bien convaincu qu'une tentative qui avait échoué entre les mains habiles de M. Dupuytren me réussirait encore moins. J'abandonnai sur-le-champ mon premier projet.

» Il m'en coûtait cependant de renoncer à guérir un malade si jeune, et d'ailleurs résigné à supporter tous les essais imaginables. Je songeai aux diverses méthodes déjà connues, ou qu'on peut emprunter à la génoplastique. La cautérisation, soit seule, soit unie à la position fléchie de la tête, n'eût été d'aucun avantage.

» Détacher les lèvres de la fistule transversalement du cartilage thyroïde avant de les rafraîchir, et les réunir comme un bec-de-lièvre, me parut d'abord devoir suffire; mais, en y réfléchissant un peu, il fut aisé de voir que la plaie nouvelle m'eût fait perdre dans un sens ce qu'on eût peut-être gagné dans l'autre.

» En décoller une seconde fois les bords, à la manière de M. Dupuytren, me sembla au moins inutile, par la raison que, de cette manière, la plaie fermée à son orifice cutané seulement, et par une couche de tissus fort minces, eût permis aux matières, soit muqueuses, soit de toute autre nature, de se glisser de dedans en dehors, entre les couches disséquées, au point d'en empêcher l'agglutination, et peut-être de donner lieu à des accidens graves. Si le bord inférieur n'en avait point été rendu immobile ou inextensible par son insertion sur un cartilage solide, j'aurais, à l'instar de Celse ou de Dieffenbach, pratiqué une incision en dehors, à six lignes de chaque côté, pour en opérer ensuite la suture. Un lambeau pris dans les environs, ramené, contourné sur sa racine, et fixé par ses bords avec le contour avivé de la fistule, ne m'aurait offert que peu de chances de succès; sa souplesse, le peu d'épaisseur qu'il eût été possible de lui conserver, les difficultés de l'appliquer convenablement devaient en éloigner l'idée.

» J'en étais là lorsqu'il me vint à l'esprit, non plus de coudre un opercule, un couvercle à cette ouverture, comme on le fait au nez, aux lèvres, et à la face en général, mais bien de la remplir, de la fermer dans toute sa profondeur avec un véritable bouchon de tissus vivans. L'opération fut ainsi pratiquée le 11 février 1832. Je taillai un lambeau large d'un pouce, long de vingt lignes, sur le devant du larynx; le renversai de bas en haut; ne lui laissai qu'un pédicule large de quatre lignes; le roulai sur sa face cutanée, qui devint centrale ou interne par ce moyen; j'en fis enfin un cône tronqué, ou plutôt une portion de cylindre que j'engageai perpendiculairement jusqu'au fond de la perforation, rafraîchie immédiatement auparavant; je traversai le tout avec deux longues aiguilles, et terminai par la suture entortillée. La réunion eut lieu d'une manière complète, supérieurement. Un mois après on ne voyait plus de trou. La voix était rétablie; mais un suintement se faisait encore de temps à autre par une petite fente oblique, qu'on pouvait soulever avec un stylet.

» Bien que j'eusse à cœur de terminer une cure si heureusement commencée, je ne voulais rien tenter pendant la durée du choléra. D'ailleurs, Colot, qui se considérait à peu près comme guéri, et qui pendant l'épidémie sut se rendre utile dans les salles, finit par être pris lui-même de la maladie. Le nitrate d'argent, les trochisques de minium étant restés sans effets avantageux, j'en vins à la cautérisation de la fente avec un stylet chauffé à blanc, le 4 mai. Un double point de suture entortillée, qui comprenait, comme la première fois, l'ancienne fistule, en traversant la totalité du lambeau, fut appliqué, un peu plus tard; des bandelettes de diachylum, de la charpie, quelques compresses et un tour de bande fixèrent le tout dans cet état. Les aiguilles tombèrent le quatrième jour, mais la réunion n'en fut pas moins opérée.

» Cette dernière opération eut lieu le 15 mai. La guérison était complète le 25, et maintenant, 18 juin, elle est parfaitement consolidée. La parole, la déglutition, la respiration, qui ont si long-temps souffert, s'effectuent aujourd'hui comme si elles n'avaient jamais été altérées, comme avant l'accident. J'eusse moins insisté sur les détails d'un pareil fait, s'il devait rester isolé; mais je le crois de nature à pouvoir être généralisé. Un chirurgien de Baltimore, M. Jameson, en avait déjà fait l'application à la cure radicale d'un hernie crurale, et, dit-il, avec un plein succès.

» Je présume que certains anus contre nature, quelques fistules urétrales et d'autres perforations anciennes s'en accommoderaient aussi, et que ce mode de déplacement de la peau peut devenir une ressource précieuse dans une infinité de cas, constituer un genre de broncho-plastique pour le moins aussi avantageux que ceux qu'il serait permis d'emprunter à la rhinoplastique. »

INSTITUT DE FRANCE.

Académie royale des Sciences.

RAPPORT

SUR

UN MÉMOIRE DE M. VELPEAU,

Chirurgien en chef de la Pitié,

INTITULÉ :

FISTULE LARYNGIENNE

TRAITÉE AVEC SUCCÈS AU MOYEN D'UNE OPÉRATION NOUVELLE.

MM. LARREY et BOYER, commissaires.

Paris, le 7 août 1832.

Le Secrétaire perpétuel de l'Académie, pour les sciences naturelles, certifie que ce qui suit est extrait du procès-verbal de la séance du 6 août 1832.

Bien que l'art de guérir ait fait de très-grands progrès pendant les dernières guerres, les chirurgiens observateurs qui sont à la tête des hôpitaux rencontrent encore, dans la vaste carrière qu'ils parcourent, des faits remarquables qui aux yeux du vulgaire passeraient pour autant d'objets merveilleux, si l'expérience, qui est impartiale, ne dissipait l'illusion et ne les faisait apprécier à leur juste valeur.

L'observation dont M. Boyer et moi sommes chargés de rendre compte, est un de ces faits curieux qui nous a paru digne de fixer l'attention de l'Académie.

Le sujet de cette observation communiquée par le docteur Velpeau, l'un des chirurgiens en chef de l'hospice de la Pitié, est un jeune artisan qui portait depuis plus d'une année une plaie fistuleuse aérienne au sommet du larynx, entre le cartilage thyroïde et l'os yoïde, avec perte de la voix, et présentant tous les phénomènes propres à ce genre de fistules. Elle reconnaissait pour cause une plaie transversale à la région désignée, faite par un instrument tranchant et de laquelle on n'avait pu d'abord obtenir une réunion complète, comme cela arrive fréquemment, surtout lorsque ces plaies sont le résultat de la volonté intuitive des sujets, parce que ces solutions de continuité sont presque toujours précédées de fièvre cérébrale ou *cérébrite*, et qu'il est difficile de faire conserver aux blessés le repos et l'immobilité indispensables à la cicatrisation de ces plaies. Peut-être les préceptes de l'art, tracés par les auteurs pour leur traitement, sont-ils encore susceptibles de quelques modifications?

Au reste plusieurs chirurgiens, avant M. Velpeau, avaient essayé différens moyens pour conduire le malade à la guérison; mais il est probable que si notre célèbre confrère, M. Dupuytren, n'a pu obtenir ce résultat, c'est que ce sujet n'a pas eu pour ce médecin la même docilité et la patience qu'il a montrée dans les mains du dernier chirurgien auquel il s'est adressé. D'après ce que nous en avons appris, M. Dupuytren avait en effet projeté, en cas de non réussite dans sa première opération, de faire oblitérer l'ouverture fistuleuse par l'application d'un opercule de tégument qu'il devait aussi emprunter du voisinage de la cicatrice; son patient disparut, et alla se confier, avec une nouvelle résignation, aux soins de M. Velpeau qui avait aussi conçu le projet de tenter un procédé opératoire pratiqué dans des cas analogues par Dieffenbach; mais informé, par l'un des élèves de l'Hôtel-Dieu, que M. Dupuytren avait déjà essayé de telles opérations, il n'insista point, et il imagina alors de faire fermer ce trou au moyen d'un bouchon fait aux dépens d'une portion des tégumens pris dans le point le plus rapproché de la fistule.

Ce procédé devait réussir sans doute dans les mains également habiles de ce chirurgien, et avec d'autant plus de raison que la texture des parties lésées devait d'autant mieux se prêter à l'agglutition du lambeau dermoïde qu'il a emprunté de la surface antérieure du larynx, que l'espace qui sépare l'os yoïde du cartilage thyroïde est pourvu d'un tissu cellulaire abondant et très-extensible; aussi, la nature, secondée par l'art, a-t-elle pu facilement opérer cette adhésion réciproque, qui peut-être n'eût pas eu lieu, si M. Velpeau eût voulu employer le même procédé pour le même genre de fistule, ayant son siége dans les parois propres du larynx, c'est-à-dire dans l'une des surfaces du cartilage thyroïde dépourvu de ce tissu lamelleux et impropre par lui-même à la réunion d'une plaie déjà ancienne.

Notre auteur aurait rendu un grand service à la science, si au lieu de proposer le même moyen plastique pour guérir radicalement les hernies et les anus contre nature (maladies pour lesquelles nous le croyons inutile ainsi que nous chercherons à l'expliquer à la fin du rapport), il eût cherché à résoudre les questions suivantes : 1°. Pourquoi les plaies de la gorge, avec pénétration dans le canal aérien, bien que les principaux vaisseaux du cou ne soient pas lésés, lorsqu'elles sont le résultat d'une action déterminée par la volonté spontanée du sujet, sont-elles en général mortelles? 2°. Lorsque les individus survivent à ces blessures, pourquoi sont-elles aussi souvent accompagnées de fistules aériennes avec perte de la voix et de la parole? 3°. Enfin quel doit être le meilleur moyen d'y remédier? Dans ce cas il lui eût été important de faire le parallèle de sa bronchoplastique, telle qu'il l'a pratiquée chez le jeune Belge, sujet de son observation, avec les procédés connus.

Du reste nous croirions nous écarter de notre objet si nous traitions ici ces questions. Votre rapporteur aura l'avantage d'en entretenir plus tard l'Académie, car le poste qu'il occupe maintenant à l'Hôtel des Invalides l'a déjà mis à même de faire des recherches utiles sur ce genre de blessures. En attendant nous croyons pouvoir annoncer d'avance que ce moyen plastique est inutile pour la hernie :

1o. Parce qu'il ne suffirait pas de fermer les ouvertures pratiquées dans les tissus fibreux qui ont livré passage aux parties qui forment la descente par un bouchon de chair ou de tégumens pour prévenir son retour. Il faudrait encore que le bouchon pût s'identifier et contracter une adhésion vasculaire avec les bords de l'ouverture aponévrotique, et prendre la densité et la consistance des bords de cette ouverture ; ce qui nous paraît impossible ; et dans cette supposition gratuite, l'intestin étant disposé à faire hernie, il usera par degrés d'autres portions du même tissu aponévrotique, et à une distance plus ou moins éloignée des premières ouvertures, pour produire une nouvelle hernie, comme cela s'observe chez les vieillards, et surtout chez les femmes âgées. Ainsi, selon nous, dans ce cas ce procédé opératoire serait parfaitement inutile, et il ne serait pas exempt de graves accidens qu'on a vu résulter du point doré et de la suture royale, opérations qui ont le plus grand rapport avec le procédé plastique de M. Velpeau.

2°. Pour l'anus contre nature *chronique*, nous le croyons encore aussi peu utile, et il serait inapplicable dans le cas même où l'on pourrait surmonter les obstacles qui s'opposeraient au succès de l'opération. Les principaux sont : 1°. Un bourrelet de tégumens renversé en dedans, qui borde l'orifice de cet anus, et qu'il faudrait recouper dans toute son étendue. 2°. Les lèvres de l'ouverture de l'intestin étant renversées en dehors, et à raison des adhérences profondes qu'elles contractent avec le péritoine et le bord interne de l'anneau fibreux, toute résection serait inutile et dangereuse. Enfin, en entrelaçant, comme M. Velpeau l'a fait dansla fistule aérienne du sujet de son observation, les bords de l'ouverture intestinale avec la portion de peau destinée à former le bouchon, non-seulement on réduirait le calibre de l'intestin, mais on exposerait le patient à des accidens graves. Votre rapporteur a eu justement l'occasion de vérifier l'importance de ces réflexions sur deux invalides atteints de cette infirmité, et il n'a pas cru devoir tenter cette expérience.

Au total l'opération de M. Velpeau offre un véritable intérêt, puisqu'elle a eu pour résultat de faire disparaître une difformité désagréable, et de rétablir complètement, chez son malade, les fonctions des organes de la voix et de la parole. Ce fait réuni à celui de la ligature que ce chirurgien a pratiquée avec succès sur le tronc de l'artère crurale, à son origine à l'iliaque externe, d'un jeune sujet, qui a été également présenté à l'Académie, doit être accueilli par elle, et ils nous paraissent tous les deux mériter, comme des cas rares, l'insertion dans le recueil des mémoires des savans étrangers.

Baron LARREY, *rapporteur.*
BOYER.

L'Académie adopte les conclusions de ce Rapport.

❀

Explication des Planches.

Planche II.

Fig. 1. État primitif de la luette avant l'opération. *a*, la luette isolée.

Fig. 2. État de la luette après l'opération ; *b*, la luette isolée.

Fig. 3. Pièce destinée à être introduite dans l'intérieur du staphylo-pyrophore pour cautériser les parties antérieures et latérales de la luette avec le porte-caustique *c* et *d*.

Fig. 4. Représente, conjointement avec la figure *e*, l'instrument fermé, prêt à être introduit dans la bouche.

Fig. 5. Représente avec la fig. *f* l'instrument entièrement ouvert.

Planche III.

Fig. 1. État du malade lorsqu'il se présenta à l'Hôtel-Dieu.

Fig. 2. Cicatrisation parfaite, et guérison de la fistule.

Fig. 3. État maladif des parties supérieures du tuyau vocal pendant l'aphonie.

Fig. 4. État des mêmes parties après la guérison.

Fig. 5. Abaisse-langue de M. Charrière.

aa, branches mobiles qui s'écartent et se rapprochent à volonté en faisant mouvoir la vis.

b, *c*, plaque qui, introduite dans les rainures *ii*, par sa portion *e*, sert à abaisser la langue.

Fig. 6. *Speculum* du pharynx.

a, réflecteur.

b, abaisse-langue.

c, bougies destinées à l'éclairer.

TABLE

DES MATIÈRES.

FIN.

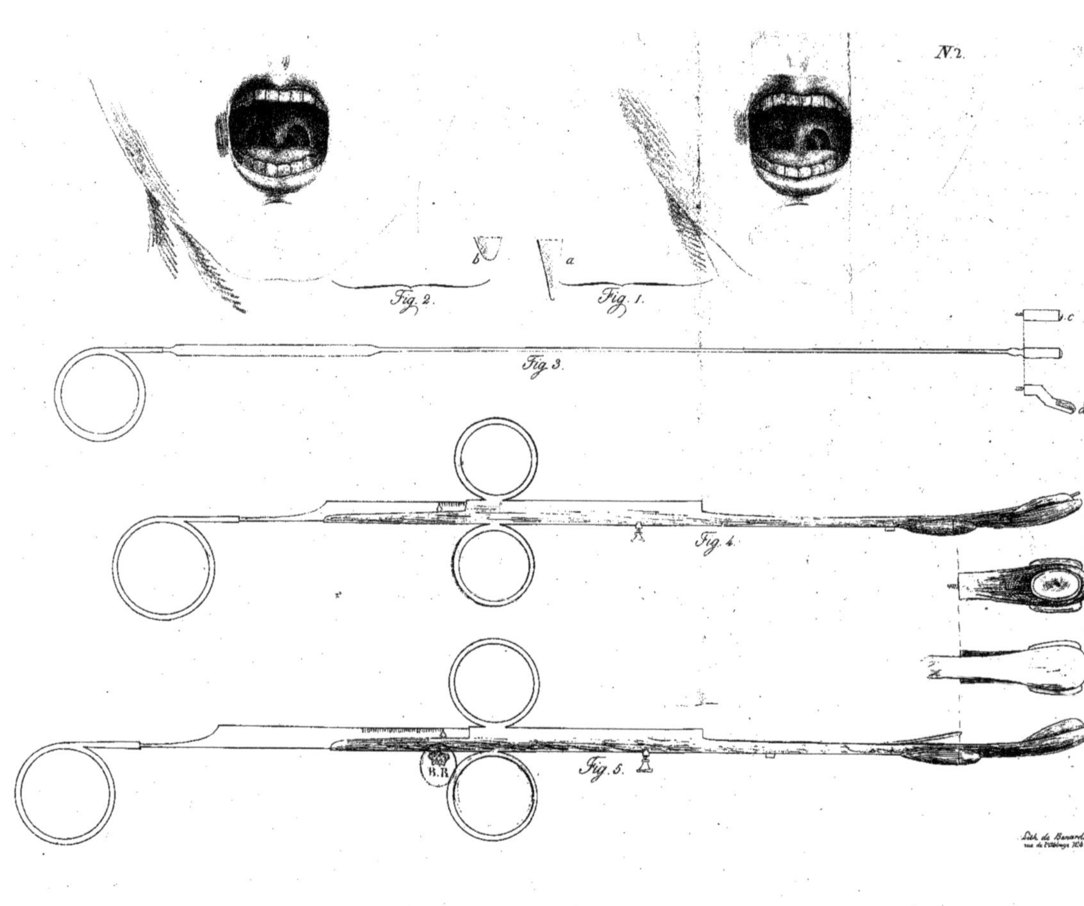
N.2.
b
a
Fig. 2.
Fig. 1.
c
Fig. 3.
d
Fig. 4.
Fig. 5.
Lith. de Benard.

Pl. 3.

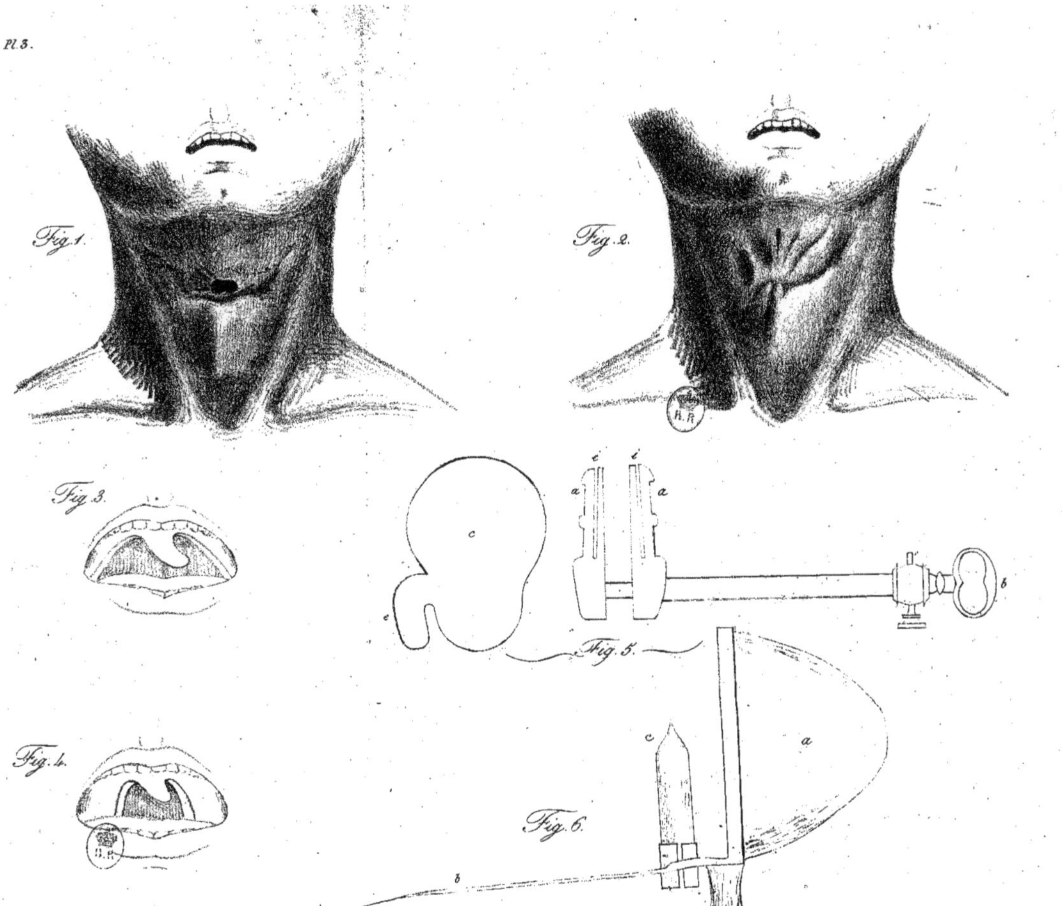

Fig. 1.

Fig. 2.

Fig. 3.

Fig. 4.

c

e

i i

a a

b

Fig. 5.

a

c

Fig. 6.

b

www.ingramcontent.com/pod-product-compliance
Ingram Content Group UK Ltd.
Pitfield, Milton Keynes, MK11 3LW, UK
UKHW022105190726
13855UKWH00002B/660

9 782012 964235